Anne Höfler

Leg mir
die Hand auf

Für meine Tochter

Dieses Buch erschien erstmals in der Reihe "Alternativ Heilen" bei Droemersche Verlagsanstalt Th. Knaur Nachf., München 1995
Die vorliegende, überarbeitete und ergänzte Ausgabe ist im Verlag Pan Edition, Füssen erschienen und über Angelika Feilhauer (AFeilhauer@t-online.de), sowie über den klassischen Buchhandel und Internet-Buchhandlungen zu beziehen.

Überarbeitete 6. Auflage Februar 2008
Copyright der vorliegenden Ausgabe: ANNE HÖFLER

Herstellung: CPI – Ebner & Spiegel, Ulm
Printed in Germany
ISBN 978-3-00-007368-7

Anne Höfler

Leg mir
die Hand auf

Praktische Anleitung zur Behandlung
von Kindern mit
chronischen Erkrankungen.

"Wenn meine Mutter mir die Hände auflegt, merke ich, dass mir ganz warm wird, und da bin ich manchmal schneller gesund geworden... Es ist, als würde ich zu Gott beten, richtig heilig. Es wird mir dann so gemütlich."

Simon, acht Jahre

Von den Kindern

Und eine Frau, die einen Säugling an der Brust hielt, sagte:
„Sprich uns von den Kindern."
Und er sagte:
Eure Kinder sind nicht *eure* Kinder.
Sie sind die Söhne und Töchter der Sehnsucht des Lebens
nach sich selber.
Sie kommen durch euch, aber nicht *von* euch;
Und obwohl sie mit euch sind, gehören sie euch doch nicht.
Ihr dürft ihnen eure Liebe geben, aber nicht eure Gedanken,
Denn sie haben ihre eigenen Gedanken.
Ihr dürft ihren Körpern ein Haus geben, doch nicht
ihren Seelen,
Denn ihre Seelen wohnen im Haus von Morgen, das ihr nicht
betreten könnt, nicht einmal in euren Träumen.
Ihr dürft euch bemühen, wie sie zu sein, doch versucht nicht,
sie euch gleich zu machen.
Denn das Leben läuft nicht rückwärts, noch verweilt es beim
Gestern.
Ihr seid die Bogen, von denen eure Kinder als lebende Pfeile
ausgeschickt werden.
Der Schütze sieht das Ziel auf dem Pfad der Unendlichkeit,
und Er spannt euch mit Seiner Macht, damit Seine Pfeile
schnell und weit fliegen.
Laßt euren Bogen von der Hand des Schützen auf Freude
gerichtet sein:
Denn so wie Er den fliegenden Pfeil liebt, so liebt Er auch den
Bogen, der standhaft bleibt.

Khalil Gibran, *Der Prophet*

Danksagung

Ich möchte mich bei meinen Lehrern und Lehrerinnen im weitesten Sinne bedanken - sowie bei allen, die so bereitwillig die Berichte geschrieben und die Bilder ermöglicht haben.

Für die liebevolle Unterstützung meiner Freundinnen und Freunde bedanke ich mich ganz herzlich - besonders bei meinen beiden lieben Angelikas für die geduldige Überarbeitung des Manuskripts.

Inhalt

Einleitung

Unsere Tochter war eines von vielen tausend neurodermitiskranken Kindern. Als sie mit etwa einem Jahr einen kleinen Ausschlag am Handgelenk bekam, glaubten wir zunächst, wir müssten nur mit ihr zum Arzt gehen, ihr eine Creme verschreiben lassen und damit wäre die Sache erledigt. Damals ahnten wir noch nicht, was es bedeutet, ein Kind mit Neurodermitis zu haben. Bald breitete sich der Ausschlag über den ganzen Körper aus, und damit begann für mich ein Weg, der mich schließlich dazu gebracht hat, einen Leitfaden für Eltern von chronisch kranken Kindern zu schreiben. Auch wenn im folgenden häufig von Neurodermitis die Rede ist, gilt das Gesagte für alle chronischen Erkrankungen bei Kindern.

Ich hoffe, dass dieses Buch nicht nur vielen Kindern helfen wird, sondern auch Eltern Mut macht, die Krankheit nicht einfach hinzunehmen. Ich wünsche den Eltern die Offenheit, sich auf Unbekanntes einzulassen, mit Neugier und Hingabe, um für sich selbst und ihr Kind etwas Neues zu gewinnen. Eine Krankheit ist eine Herausforderung, sie ruft nach einer Lösung - und dies beinhaltet eine Chance. Solche Chancen vermögen wir in unserer Sorge vielleicht nicht gleich wahrzunehmen. Den Gewinn können wir manchmal erst später sehen, wenn wir die Krankheit aus einem anderen Blickwinkel betrachten.

Wir leben in einer Welt, in der vieles im Umbruch ist. Auch wir Erwachsenen sind davon betroffen, und die äußere Veränderung mag uns oft aus dem inneren Gleichgewicht bringen. Manchmal nehmen wir kaum noch wahr, dass die heutigen Lebensumstände kein guter Boden für das gesunde Aufwachsen eines Kindes sind. Kinder sind Einflüssen, die sie nicht verkraften können, oft viel ungeschützter ausgesetzt als Erwachsene. Wir wollen und können es häufig nicht glauben, dass manches Krankwerden, manches Verhalten ein Hilferuf an uns Erwachsene ist. Es macht aber Hoffnung zu wissen, dass wir auch die Möglichkeit haben, die Dinge zu verändern und das Leben für uns und unsere eigene Familie auf die Art zu gestalten, wie es unserem Gefühl entspricht.

Sieht man bei chronisch kranken Kindern einmal von der vorhandenen Veranlagung ab, muss man sich vor Augen halten, dass die Welt, in die Kinder heute geboren werden, keine lebensbejahende Welt ist, die sie willkommen heißt. Eine kranke Umwelt, vergiftete Nahrungsmittel, aber auch die Ängste und Unsicherheiten, die nicht nur die Eltern, sondern die ganze Atmosphäre erfüllen, haben zur Folge, dass Kinder häufig das Gefühl von Angst und Abweisung vermittelt bekommen. Für Erwachsene ist es oft schwer zu unterscheiden, was Kinder heute brauchen - oder besser gesagt, was sie nicht brauchen - und wo es dringend notwendig ist, sie vor den vielen negativen Einflüssen zu schützen.

1879 führte ein amerikanische Professor namens Gates einen Versuch mit Ratten durch. Er ließ Menschen mit unterschiedlicher emotionaler Verfassung in eiskalte Glasröhrchen atmen. Die verflüssigte Luft injizierte er dann über einen Zeitraum hinweg regelmäßig Ratten, die daraufhin nach einiger Zeit krank wurden. Das Gefühl mit der negativsten Wirkung war Angst. Gates zog daraus den Schluss, dass Kinder, die in einer Atmosphäre der Angst aufwachsen, einer Art schleichender Vergiftung ausgesetzt sind.

Ich wünsche mir, dass unsere Kinder vor dieser Angst geschützt werden - sowohl draußen in einer sich im Umbruch befindenden Welt wie innen im Rahmen der Familie. Unsere Tochter und viele andere Kinder, die zu mir gekommen sind, haben mir Hoffnung gemacht, dass durch eine veränderte geistige Haltung der Eltern, die das Vertrauen in eine höhere Kraft beinhaltet, Energien umgewandelt werden können. Diese veränderte Haltung wiederum bewirkt eine angstfreiere Atmosphäre, die verschiedene Symptome lindern und heilen kann und ein Gegengewicht zu der Umbruchsituation schafft: Die geistige Haltung - die Spiritualität -, die uns das Göttliche in uns finden und aus ihm Kraft schöpfen lässt, wird nicht nur positive Veränderungen in uns selbst und in unserer Familie bewirken, sondern auch in unserer Umwelt, was wiederum der Erde zugute kommt.

Der Weg, den ich anbiete, wird sicherlich nicht für jeden annehmbar sein. Neu an ihm ist nichts. Schon viele vor mir haben von diesen Dingen gewusst und sie praktisch angewendet. Und dennoch sind die Gefühle der Freude und Dankbarkeit, die aufkommen, wenn jemand den Weg für sich entdeckt, so, als hätte er etwas ganz Neues, Kostbares gefunden.

Meine Wurzeln liegen im Christentum. Die Geschichten der Heilungen durch Jesus, in denen die Begriffe Liebe, Dankbarkeit und Vertrauen zentral sind, waren mir von meiner Kindheit an vertraut. Doch durch die Erfahrungen mit meiner Tochter und durch meine "Lehrzeit", in der ich mich mit verschiedenen

Religionen und den verschiedensten Formen von Heilung befasst und die für mich wichtigen Dinge erkannt habe, entdeckte ich diese Begriffe neu. Und bei meinen Gruppen - ob sie nun aus Krankenhausseelsorgern beiderlei Konfession oder Frauen, die nichts mit der Kirche zu tun haben wollen, bestehen - sehe ich, dass diese Begriffe für alle Menschen Gültigkeit haben.

Im letzten Teil des Kapitels über die Selbstheilung (s. Seite 98) finden Sie Ausführungen über die Chakren. Die Einbeziehung der Chakren ist mir persönlich beim Handauflegen sehr wichtig geworden, und deshalb gehe ich in diesem Buch näher auf sie ein. Genau wie die Konzepte des Christentums bieten sie, so denke ich, eine Möglichkeit, den Weg zurück zur göttlichen Kraft zu finden.

Der Anfang des Weges

Wenn ich mich selbst betrachte oder auch die vielen Mütter, die verzweifelt mit ihren chronisch kranken Kindern zu mir kommen, so kann ich sagen, dass oft gerade diese Verzweiflung und die Liebe der Mütter zu ihren Kindern der Grund dafür sind, dass sie sich für einen spirituellen Weg öffnen. Erst wenn man bei dem, was man kennt, keine Hilfe mehr findet - sei es die Schulmedizin oder andere Heilweisen -, beginnt man nach anderen Möglichkeiten zu suchen. Daher, so meine ich, geben die kranken Kinder ihren Eltern die Chance zu einer geistigen Entwicklung. Vielleicht hilft meine eigene Geschichte, diese These zu veranschaulichen.

Als unsere Tochter zweieinhalb Jahre alt war, hatten wir einiges hinter uns. Zu diesem Zeitpunkt war sie bereits am ganzen Körper mit Neurodermitis bedeckt. Wir hatten sie in einer Allergieklinik testen lassen, und dort war man zu dem Ergebnis gekommen, dass sie auf fast alle Lebensmittel allergisch reagierte. Es war allerdings nicht genug gesunde Haut vorhanden gewesen, um sämtliche Tests durchzuführen. Und helfen konnte man uns auch nicht. Um zu verhindern, dass unsere Tochter sich nachts aufkratzte, musste ich ihr jeden Abend Arme und Beine verbinden. Die Wärme der Bettdecke löste den schrecklichen Juckreiz aus. Irgendwann zog ich mit ihr in ein Zimmer, damit ich sie nachts trösten und am Kratzen hindern konnte.

Wir versuchten es mit Homöopathie, wir versuchten es mit Ernährungsumstellung. Nichts half. Im Gegenteil - es wurde immer schlimmer. Unsere Tochter war natürlich gereizt, und wir

Eltern waren es auch. Die schlaflosen Nächte und die Kontroversen um verschiedene Therapiemethoden belasteten das ganze Familienleben.

Endlich entschloss ich mich, in meine Heimat nach England zu fahren, um einen spirituellen Heiler zu suchen. (In Deutschland wird meist der Begriff "Geistheiler" verwendet; da er aber manchmal einen unseriösen Beigeschmack hat, möchte ich im folgenden lieber von "spirituellen HeilerInnen" und von "geistiger Heilung" sprechen.) Es gab damals in England schon etwa 4000 spirituelle HeilerInnen, die in der National Federation of Spiritual Healers organisiert waren (heute sind es bereits 7000), allerdings kannte ich niemanden, der mir einen Heiler empfehlen konnte. Dann aber fiel mir Agnes Sanfords Buch *Das heilende Licht* in die Hände, ein Buch über Glauben und Heilung, und ich spürte sofort, dass dies der einzige Weg war, die einzige Möglichkeit, die uns helfen konnte.

Und so begann ich damit, unserer Tochter die Hand aufzulegen und für sie zu beten. Schon in der zweiten Nacht schlief sie durch. Es war das erstemal seit einem Jahr. Ich erinnere mich, dass ich es gar nicht fassen konnte. Ich horchte, ob sie überhaupt noch atmete, und dann verspürte ich ein gewaltiges Gefühl der Erleichterung und Dankbarkeit.

Es dauerte neun Monate, bis unsere Tochter einigermaßen symptomfrei war. Die Heilung vollzog sich von innen nach außen. Allmählich wurde sie ruhiger. Der Teufelskreis aus schlaflosen Nächten und Juckreiz, denen Tage der Aggression und Reizbarkeit folgten, war unterbrochen. Ruhigeren Nächten folgten ausgeglichenere Tage, und schließlich manifestierte sich die Besserung auch äußerlich. Die Haut meiner Tochter erholte sich.

Die roten Flecken wurden blasser, die gesunden Hautflächen größer. Es war für mich ein Wunder zu beobachten, wie an die Stelle der kaputten, trockenen, harten Haut die zarte Haut eines kleinen Kindes trat.

Zunächst waren an der Haut kaum Veränderungen festzustellen gewesen, so dass Außenstehende die Fortschritte kaum sehen konnten. Da ich die Haut während der ganzen Zeit ständig beobachtete, konnte ich die Veränderungen erkennen aber sie waren eben so gering, dass andere sie nicht wahrnahmen. Deshalb wurde ich auch immer wieder aufgefordert, endlich einen richtigen Arzt zu suchen.

Es kostete viel Kraft, meinen Gefühlen zu vertrauen und nicht aufzugeben. Aber mit der Zeit wurde dann doch sichtbar, dass sich eine Besserung vollzog, auch wenn sie nur langsam vonstatten ging. Dadurch wurde es zunehmend leichter, weiterzumachen. Rückblickend ist mir klar, dass es wichtig war, diese Schwierigkeiten überwinden zu müssen. Zu sehen, wie die Schübe doch immer wieder kamen, aber in immer größeren Abständen. Und wenn ich heute Eltern begleite, die auf demselben Weg sind, weiß ich, was sie empfinden. Es ist für sie leichter, wenn ich sie in der schwierigen ersten Phase betreuen kann. In der Phase, in der gar keine oder nur wenige positive Veränderungen wahrnehmbar sind. Diese Phase ist die, in der es die meisten Zweifel und Widerstände gibt. Die Eltern haben schon so viel probiert, um ihren Kindern zu helfen, und wenn nicht schnelle, sichtbare Veränderungen da sind, ist es schwer, daran zu glauben! Aber wir sind nun einmal nicht Jesus. Wir sind Menschen, in denen die göttliche Kraft durch viele Schichten von Emotionen und Gedanken zugedeckt wurde, und nun ist es wichtig, sich Tag für

Tag geduldig zu öffnen, so dass die Kraft immer leichter aus uns strömen kann. Damit wird klar, dass es nicht nur um unsere Kinder geht, sondern auch um uns, die wir die Hände auflegen. Unser Tun kommt allen Beteiligten zugute, denn indem wir uns Stück für Stück für die göttliche heilende Kraft öffnen, geschehen Veränderungen in uns Eltern, in den Kindern, in der ganzen Umgebung.

Am Anfang aber stehen oft Verzweiflung und ein Chaos von Gefühlen wie Wut, Hass und Groll. Die zentrale Frage lautet immer wieder: "Warum habe ausgerechnet ich ein chronisch krankes Kind?" Irgendwann kommt aber die Zeit des Annehmens und Loslassens, die Bereitschaft, sich in eine unbekannte Sphäre zu begeben. Obwohl noch keine Erfahrung mit diesen Dingen vorhanden ist, scheint keine andere Möglichkeit zu bestehen. Der Punkt ist gekommen, an dem wir bereit sind, uns an eine höhere Kraft zu wenden. Und dies ist die erste Voraussetzung für die geistige Heilung.

Was ist geistige Heilung?

In den verschiedensten Kulturen der Welt findet man das Phänomen der geistigen Heilung, die, wie der Name sagt, nicht dem physischen, sondern dem geistigen Bereich entspringt. In unserer gesamten Geschichte trugen immer wieder Menschen das Wissen in sich, dass der menschliche Geist in der Lage ist, sich bewußt mit einer höheren Kraft zu verbinden, um eine Heilung von physischen und psychischen Krankheiten zu ermöglichen. Diese Verbindung ist im Prinzip sehr einfach. Im Laufe der Geschichte entstanden die verschiedensten, komplizierten und geheimnisvollen Rituale und Traditionen, die den Menschen halfen, sich aus dem Alltag zu lösen und für das Geistige zu öffnen. Den HeilerInnen kam dabei eine große Autorität zu. In der heutigen Zeit bröckeln alte Machtstrukturen und Hierarchien, und viele Menschen erkennen, dass sie den Zugang zum Göttlichen in sich selbst finden können. Jeder Mensch, der im Herzen Liebe und Mitgefühl empfindet und den tiefen Wunsch danach verspürt, hat die Möglichkeit, die geistige Heilung durchzuführen. Wir sind immer mit dem Göttlichen verbunden. Für die geistige Heilung verbinden wir uns nun ganz bewußt mit dem, was für uns das Höchstgöttliche ist, bitten um Heilung und lassen dann die Kraft durch uns hindurch in den Kranken fließen.
Heilen ist eine Kunst. Man kann von Lehrern verschiedene Techniken oder Werkzeuge zur Verfügung gestellt bekommen, die durchaus auch hilfreich sein können. Grundsätzlich aber geht es darum, dass der einzelne seine geistigen Fähigkeiten entwickelt. Das Heilen kann mit dem Wesen einer Rosenblüte verglichen

werden. Es ist von Natur aus schon angelegt, bedarf aber äußerer Dinge, um zur Entfaltung zu gelangen. Wasser, Erde, Sonnenlicht, sie alle tragen dazu bei, dass sich die Rosenknospe allmählich öffnet und das Wesen der Rose zum Vorschein kommt. Und so ist es auch mit der Kunst des Heilens. Die verschiedenen Techniken und Methoden können hilfreich und förderlich sein, dennoch ist mit ihnen allein nichts zu erzwingen. Eher schaffen sie eine Situation, die Voraussetzung dafür ist, dass die heilende Kraft strömen kann.

Ähnlich verhält es sich bei dem Heilsuchenden - in diesem Fall unserem Kind. Die göttliche Kraft strömt in es und lässt Bedingungen entstehen, die Heilung oder Linderung ermöglichen. Inwieweit, wissen wir nicht. Wir schaffen nur eine Situation, in der bei demjenigen, der die Hände auflegt, Energie fließen kann, und dies bewirkt, dass auch in dem Kind eine Situation entsteht, in der auf irgendeiner Ebene Heilung möglich wird. Das ist alles was in unserer Macht steht. Mehr können wir nicht tun. Der Rest liegt "in Gottes Händen". Insofern bedarf es einer Gelassenheit, einer gewissen Leichtigkeit. Wir tun nicht, wir lassen geschehen.

Im Laufe meiner Arbeit ist mir immer deutlicher geworden, wie sehr "Heiler" und "Heilsuchender", vor allem im Fall von Eltern und Kindern, ineinander fließen. Die Veränderungen, die die göttliche Kraft bewirkt, damit immer mehr Vertrauen, Dankbarkeit und Liebe entstehen, geschehen beim Handauflegen nicht nur bei den Kindern, sondern auch bei den Eltern, die die "Behandlungen" durchführen. Es werden bei allen Beteiligten die inneren Voraussetzungen dafür geschaffen, dass auf irgendeiner Ebene Heilung stattfinden kann.

Es wird also deutlich, dass Kinder mit chronischen Krankheiten uns eine Chance geben, unsere Spiritualität zu entdecken. Das tägliche Handauflegen und Gebet sind nicht nur eine wunderbare Möglichkeit, unseren Kindern zu helfen, sondern auch wir selbst werden dadurch Heilung erfahren. Gerade bei Müttern und Kindern, die energetisch so eng miteinander verbunden sind, dass sie in meinen Augen unbedingt als Einheit betrachtet werden sollten, ist dies ein wichtiger Aspekt. Ich werde im Kapitel über die Familie (Seite 85) noch ausführlicher darauf eingehen. Aus spiritueller Sicht ist zur Heilung erst einmal eine Bewusstseinsveränderung beim Heilsuchenden erforderlich, bevor eine körperliche Veränderung eintreten kann. Bei der Einheit Mutter/ Kind findet diese Bewusstseinsveränderung oft bei der Mutter statt, bevor sich die Symptome des Kindes verändern. Bei der geistigen Heilung geht es nicht nur um die körperlichen Symptome eines Menschen, sondern auch um seinen geistig-seelischen Bereich. Und obwohl die Verfahrensweise selbst so einfach ist, kann die Heilung äußerst vielschichtig sein. Dabei wird deutlich, dass hier eine Kraft am Werke ist, die eine weit größere Intelligenz besitzt als der Mensch.

Heute bestreitet kaum noch jemand, dass Emotionen und Stress direkte Auswirkungen auf den Körper haben. Aber auch der spirituelle Aspekt muss einbezogen werden, um den Menschen als Ganzes zu erfassen. Da die Heilung ihre Wurzeln im Geistigen hat, wird sie das Geistige im Menschen ansprechen und dort einen Wandel bewirken, der wiederum zu Veränderungen auf der Gefühlsebene führt. Wenn wir versuchen, Gefühle wir Zorn und Angst oder kreisende negative Gedanken willentlich zu unterdrücken, erreichen wir nur das Gegenteil. Wie mächtig diese

Gefühle und Gedanken sind, merken wir erst, wenn wir versuchen, sie zu zähmen. Doch durch die geduldige, bewusste tägliche Verbindung mit der göttlichen Kraft besteht die Möglichkeit, dass sich diese Emotionen und Gedanken wandeln. Wiederum können wir nichts erzwingen, sondern nur einen Raum schaffen, wo dies geschehen kann. Vertauen tritt an Stelle von Angst, und wo inneres Vertrauen vorhanden ist, lässt auch der Wunsch nach, andere anzugreifen.

Wer das Göttliche in sich spürt, erkennt es auch im anderen und darin liegt die Lösung emotionaler Probleme. Dies hat natürlich Einfluss auf die Symptome des Körpers. Der Wille - eine wichtige menschliche Eigenschaft - wird benutzt, um einen Raum zu schaffen, in dem geistige Heilung geschehen kann, aber nicht eingesetzt, um mit Gewalt gegen negative Gefühle oder Krankheit zu kämpfen.

Auch wenn es immer noch selten ist, dass Eltern gemeinsam kommen, wird in meinen Gruppen mit Eltern von chronisch kranken Kindern immer wieder deutlich, dass Partner, die sich gegenseitig die Hände auflegen, Gelegenheit erhalten, sich auf einer ganz anderen Ebene zu begegnen und Konflikte miteinander zu lösen. Wenn diese geistige Dimension in das Familienleben einbezogen wird, verändert sich die ganze Atmosphäre. Denn die Partner verbinden sich mit einer höheren Kraft, die meiner Meinung nach nichts anderes ist als die reine Liebe, und öffnen ihr ihr Leben. Dadurch treten die Bewusstseinsveränderungen ein, die einen Wandel der Gefühle ermöglichen, was wiederum eine positive Wirkung auf den Körper hat.

Wir können daher ein krankes Kind als Lehrer betrachten. Es gibt seinen Eltern die Möglichkeit, diese Liebe zu erfahren.

Die innere Einstellung

Obwohl spirituelle HeilerInnen auf der ganzen Welt die unterschiedlichsten Techniken anwenden, ist bei ihnen hinsichtlich ihrer Einstellung eine Übereinstimmung festzustellen, die weit wichtiger ist als jede Technik. Bevor ich mich, jedoch damit eingehender befasse, möchte ich kurz erläutern, was unter Techniken zu verstehen ist, damit klar wird, dass diese, im Gegensatz zur Einstellung, austauschbar sind.

Zu den Techniken gehört die Position der Hände. Manche HeilerInnen arbeiten mit den Händen direkt am Körper, manche auf der Ebene der Aura. Ich selbst wusste zunächst gar nicht, wo ich die Hände bei meiner Tochter hinlegen sollte. Ich habe sie dann irgendwo auf den Bauch gelegt, und es hat gewirkt. Auch wenn ich später Hinweise gebe, wo Sie meiner Erfahrung nach sinnvollerweise die Hände auflegen, kann ich nicht oft genug betonen, dass sie nur ein Werkzeug sind. Und ebenso wenig wie ein Bild allein von einem Pinsel gemalt werden kann, vermögen allein die Hände, bzw. deren Position, ohne die grundlegende Einstellung, etwas zu bewirken.

Es gibt HeilerInnen, die zur besseren Entspannung gern ruhige Musik spielen. Andere ziehen die Stille vor. Manche halten es für wichtig, die ganze Behandlung so normal wie möglich zu gestalten, und plaudern mit den Heilsuchenden nebenbei über alltägliche Dinge. Wieder andere verwenden irgendwelche Utensilien, denen sie Bedeutung beimessen. Wenn wir aber genau hinschauen, dann sehen wir, dass all diese Methoden mehr Hilfsmittel für die HeilerInnen selbst sind. Er oder sie arbeitet, wie es gut für ihn/sie ist. Ich selbst mag es gern, wenn Stille herrscht und eine Kerze brennt, habe aber auch schon jemandem vor laufendem Fernseher die Hand aufgelegt - und es wirkte.

Es ist also wichtig, sich nicht von äußeren Umständen abhängig zu machen. Wenn wir in meinen Kursen üben, haben wir oft optimale Bedingungen: Ruhe, einen schönen, warmen Raum und Menschen, die in dieser Stunde gleichgestimmt sind. Zuhause kann das ganz anders aussehen. Das Kind ist unruhig, aus einem anderen Zimmer ertönt laute Musik usw. Zu Beginn ist es sicher hilfreich, eine unterstützende Umgebung zu haben. Wir sollten aber darauf hinarbeiten, dass wir das geistige Heilen überall durchführen können.

In den folgenden Abschnitten möchte ich nun genauer auf die innere Einstellung eingehen, die meiner Meinung nach das Fundament für die geistige Heilung bildet.

Das Gebet

Bei der geistigen Heilung verbinden wir uns bewußt mit der göttlichen Kraft und bitten um Heilung für die kranke Person. Im Grunde sind wir immer mit dieser göttlichen Kraft verbunden, und das Gebet ist ein Mittel, um in diesem Augenblick die Verbindung ganz bewußt wahrzunehmen. Allein von der göttlichen Kraft hängt es ab, wie die Heilung vonstatten geht, denn wir wissen nicht, was Heilung in dem speziellen Fall, mit dem wir uns gerade befassen, bedeutet. Wenn Sie, wie viele Menschen in unserem Kulturkreis, christlich erzogen wurden, möchten Sie vielleicht zu Christus oder Maria beten. Die PfarrerInnen und die vielen anderen Menschen aus sowohl katholischen als auch evangelischen Kirchengemeinden, die in meine Seminare kommen, empfinden die Einbeziehung Christi als Selbstverständlichkeit. Es gibt aber ebenso viele Menschen, die aus irgendwelchen Gründen die Kirche ablehnen. Es sind Menschen dabei, die bereits gegen das Wort "Gebet" eine tiefe Abneigung empfinden, obwohl dieses Wort im Grunde nichts anderes als eine bestimmte Haltung beinhaltet: Offenheit und Ehrfurcht gegenüber dem Geheimnis, das uns durchdringt, umgibt und trägt. Sehr oft sagen Frauen auch: "Ich habe schon einen Glauben, ich glaube an Gott, obwohl ich nicht in die Kirche gehe. Ich habe meinen eigenen Glauben."

Es gibt aber auch Menschen, die von sich sagen, gar keinen Glauben zu besitzen. Sie kommen, weil sie einfach nicht mehr wissen, wie sie ihren Kindern helfen sollen. Aber sie befinden sich in einem Zwiespalt, und für manche ist es schwer, sich auf das Unbekannte einzulassen. Wir sprechen dann darüber, ob sie das Gefühl haben, dass es etwas Höheres als sie selbst gibt. Manchmal kommt dann die Antwort: "Ja, in der Natur spüre ich etwas." Oder: "das Leben selbst löst ein solches Gefühl in mir aus." Ich glaube, jeder hat einen eigenen Namen für diese höhere Kraft. Es geht nur darum, sich bewußt mit ihr zu verbinden. Als ich begann, die Hand bei unserer Tochter aufzulegen, sprach ich das Vaterunser. Es war mir einfach vertraut. Mittlerweile benutze ich ein Gebet, das für möglichst viele Menschen verwendbar ist. Ich erhielt dieses Gebet in etwas anderer Form von einem Heiler und ich bin dafür sehr dankbar. Mittlerweile habe ich es an zahlreiche Menschen weitergegeben und weiß, dass es für viele von ihnen eine Art Lebensanker geworden ist, der ihnen in schwierigen Situationen ihres Lebens Halt gibt. Je häufiger Sie dieses Gebet sprechen, um so stärker spürbar wird die ihm innewohnende Kraft. Ich biete das Gebet an, aber es kann natürlich sein, dass Sie - wie viele Menschen in meinen Gruppen - ein eigenes Gebet verwenden wollen.

Möge die göttliche heilende Kraft durch uns fließen,
uns reinigen, stärken, heilen,
uns erfüllen mit Liebe, heilender Wärme und Licht,
uns schützen und führen auf unserem Weg.
Wir danken dafür, dass dies geschieht.

In diesem Gebet wird um Liebe, Licht und Heilung gebeten, um nichts Konkreteres. Denn ich habe oft erlebt, dass die Heilung, die dann stattfindet, vielschichtiger und weitreichender ist, als ich es mir jemals vorstellen konnte.

Manchmal finden Veränderungen in der Familiensituation statt - es wird beispielsweise ein Tochter-Schwiegermutter-Verhältnis besser -, und nebenbei verschwinden bei dem kleinen Kind die Neurodermitis-Symptome. Oder bei Partnern beginnt sich in der Beziehung etwas zu verändern, was wiederum Auswirkungen auf das Kind hat. Oft sind also Veränderungen nicht nur bei dem Kind festzustellen, um das es ursprünglich ging. Und da wir am Anfang nicht wissen, was notwendig ist, engen wir unser Gebet nicht ein, indem wir beispielsweise bitten, dass die Neurodermitis geheilt wird. Vielmehr bitten wir um Liebe, Licht und Heilung, so dass alles geschehen kann, was notwendig ist. Es ist ein Moment des Loslassens, als würde man sagen: "Dein Wille geschehe." Bei jeder Heilbehandlung ist es unbedingt notwendig, bewußt Verbindung zum Göttlichen aufzunehmen. Und mit der Zeit entdecken Sie vielleicht, dass das Gebet zu einem wichtigen Teil Ihres Lebens geworden ist.

Der Mensch als Kanal

Spirituellen HeilerInnen auf der ganzen Welt gemein ist die Tatsache, dass jene Heilkraft, die durch sie hindurchströmt, nicht von ihnen selbst kommt. Spirituelle HeilerInnen verbinden sich mit dem, was für sie das Höchstgöttliche ist, und lassen dann die Kraft durch sich hindurch wie durch einen Kanal in den Kranken fließen. Sie bemühen sich ihre persönliche Ebene so weit wie möglich in den Hintergrund zu stellen, und nur die göttliche Kraft wirken zu lassen. Die Kraft, die aus ihren Händen strömt, ist also nicht ihre eigene Energie.

Es ist natürlich einfacher, sich nur als Kanal zu sehen, wenn zu dem Kranken keine starke gefühlsmäßige Bindung besteht. Handelt es sich aber beispielsweise um das eigene Kind, ist es nicht ganz leicht, Sorgen und Zweifel beiseite zu lassen, Abstand zu bewahren und sich nur als Kanal für diese göttliche Kraft zu verstehen. Oft muss man eine ganze Menge an sich selbst arbeiten, bevor man dies erreicht. Das ist eine gute Lektion im Loslassen.

Zu Beginn meiner Kurse zeige ich ein paar einfache Handpositionen, betone aber immer wieder, dass es nicht wichtig ist, wo die Hände liegen. Die Aufgabe besteht darin, die Einstellung zum geistigen Heilen zu üben, das heißt, sich als Kanal zu sehen und die göttliche heilende Kraft fließen zu lassen. Oft höre ich aber hinterher, dass dies den TeilnehmerInnen schwergefallen ist. Es sind Sätze zu hören wie: "Ich konnte es nicht geschehen lassen, weil ich nicht wusste, ob die Hände richtig lagen oder ob ich es richtig gemacht habe", usw. Diejenigen, denen es gelingt, erzählen oft, was für eine Wohltat es ist, nichts tun zu müssen, etwas geschehen zu lassen, etwas zu spüren, was einem selbst und dem anderen Menschen gut tut.

Wir leben in einer Leistungsgesellschaft. Viele von uns haben von klein auf gelernt, ständig agieren und Leistung bringen zu müssen, um eine Daseinsberechtigung zu haben. In meinen Gruppen wird deutlich, wie schwierig es für viele ist, diese Haltung für ein paar Augenblicke abzulegen, und wie viele Menschen unter dem enormen Druck leben, alles "richtig" machen zu müssen oder zu wollen.

Gerade bei Müttern ist oft deutlich die ungeheure Anspannung zu erkennen, unter der sie mit ihrem kranken Kind stehen. Sie erzählen häufig, dass Verwandte und Bekannte, manchmal sogar Fremde im Supermarkt ihnen wohlmeinende gute Ratschläge geben, was sie tun sollen, um ihrem kranken Kind zu helfen. Zu den Kursen kommen sie, nachdem sie verzweifelt eine Behandlungsart nach der anderen ausprobiert haben. Wenn es ihnen dann zum erstenmal gelingt, diesen Kreis der verzweifelten Versuche zu unterbrechen, um für einen Augenblick Kontakt zu der geistigen Quelle aufzunehmen und das Gefühl zu haben, in diesem Moment nichts anderes tun zu müssen, kann dies manchmal als gewaltige Erleichterung und Entspannung empfunden werden. Diese Entspannung ist wichtig.

Mütter, die zum erstenmal zu mir kommen, sind mitunter vollkommen erschöpft. Vielleicht haben sie außer ihrem kranken

Kind noch andere Kinder und konnten wegen ihres Kindes Wochen und Monate nicht richtig schlafen. Wenn sie dann von dieser Heilweise hören, sagen sie: „Wie soll ich das auch noch schaffen? Wie soll ich mich auch noch jeden Abend zu meinem Kind setzen und ihm die Hände auflegen?" Mütter, die das schon ausprobiert haben, berichten jedoch oft, wie wichtig diese Zeit für sie geworden ist, diese Zeit der Ruhe am Abend (es sind ja nur ein paar Minuten), die ihnen die Möglichkeit gibt, mit ihrem Kind auf einer anderen Ebene als sonst zusammenzusein. Und wenn wir uns wirklich nur als Kanal betrachten und die Energie durch uns hindurchfließen lassen, kommt das wunderbare Phänomen hinzu, dass wir uns hinterher viel besser fühlen. Wir sind erfrischt und ruhiger, und auf einmal scheint das Leben eine andere Perspektive zu haben.

Mir gefällt ein Vergleich sehr gut, den ich vor Jahren von einem erfahrenen englischen Heiler hörte. "Mit der geistigen Heilung ist es wie mit einem Krug voller Milch. Wenn man die Milch ausgießt, bleibt im Krug immer ein Rand aus Rahm zurück. Wenn wir die göttliche Kraft durch uns fließen lassen, bleibt auch ein Rest in uns."

Daran, wie Sie sich hinterher fühlen, können Sie also auch ermessen, ob Sie Ihre eigene Energie geben oder die höhere Energie durch sich hindurchfließen lassen. Fühlen Sie sich ausgelaugt und erschöpft, ist es Ihnen noch nicht gelungen, sich nur als Kanal zu sehen, und Sie sind zu sehr mit Ihren eigenen Gedanken, Wünschen und Gefühlen dabei. Schaffen sie es jedoch, sich als Kanal zu betrachten, fühlen sie sich hinterher erfrischt.

Oft wird die Frage gestellt, inwieweit Konzentration notwendig ist. Was mich betrifft, so konzentriere ich mich während des

Gebetes so gut wie möglich, nach dem Gebet aber kommt der Moment des Loslassens. Ich versuche einfach, mich zu entspannen. Manche Eltern sagen, dass es ihnen leichter fällt, bei der Sache zu bleiben, wenn sie immer wieder still beten. Andere erzählen, es würde ihnen helfen, die Aufmerksamkeit leicht auf den eigenen Atem zu lenken. Doch was man auch tut - meiner Meinung nach ist es wichtig, dabei eine Gelassenheit, eine Leichtigkeit zu entwickeln.

Wenn Sie zwischendurch den eigenen Körper wahrnehmen, merken Sie eventuell, dass immer wieder eine Anspannung vorhanden ist, ein Bestreben, ein Wollen. Sollten Sie dies bei sich feststellen, entspannen Sie sich wieder in dem Bewußtsein, dass Sie auf dem Weg sind, diese Gelassenheit zu lernen. Setzen Sie sich nicht unter Druck - allein das Wahrnehmen bringt Sie schon ein Stück weiter, und mit der Zeit wird es Ihnen immer besser gelingen, sich selbst aus dem Heilungsvorgang herauszulassen.

Vertrauen

Wenn Sie sich auf den Weg der geistigen Heilung begeben, wird es Ihnen zunächst natürlich schwer fallen, Vertrauen zu haben, da Ihnen jede Erfahrung fehlt. Mir hat am Anfang die Vorstellung sehr geholfen, dass durch geduldiges Üben Vertrauen erfahrbar ist. Betrachten Sie das Ganze als eine Entwicklung, an deren Beginn Sie stehen. So können Sie leichter mit den Zweifeln umgehen, die selbstverständlich irgendwann kommen. Wenn wir eine Sprache oder ein Instrument erlernen, sind wir uns auch im Klaren darüber, dass dies eine Weile dauern wird. Wir wissen, dass wir uns nicht unter Druck setzen, nicht von uns verlangen können, von Anfang an perfekt zu sein. Genauso ist es mit den Vertrauen. Am Anfang bleiben Zweifel nicht aus. Aber Sie können sie einfach anschauen, sie akzeptieren und sich sagen, dass Sie noch am Beginn des Prozesses stehen. Machen Sie trotz der Skepsis weiter, haben Sie Geduld mit sich und lassen Sie sich nicht von Selbstzweifeln entmutigen, wenn dieses Vertrauen am Anfang nicht vollkommen ist.

Ich bin aufgrund meiner Erfahrung zu der Überzeugung gelangt, dass jedes Mal, wenn wir jemandem die Hand auflegen und für sie oder ihn beten, auf irgendeiner Ebene etwas geschieht.

Manchmal geschieht es nicht dann, wenn es unserer Meinung nach geschehen sollte, und manchmal geschieht auch überhaupt nicht das, was wir uns erhoffen. Oft müssen innere Prozesse stattfinden, bevor äußere Symptome gelindert werden können, und diese inneren Prozesse sieht man zunächst nicht. Sie können diesen Vorgang vergleichen mit einem Samen, der in die Erde gelegt wird. Zuerst passiert nur etwas im Boden, aber Sie würden ja den Samen auch nicht immer wieder herausreißen, nur um zu sehen, ob er keimt.

Mit der Zeit verändert sich die Sichtweise, und es gelingt, ein bestimmtes Problem in einem größeren Rahmen zu betrachten. Wir bitten nur um Licht, Liebe und Heilung und vertrauen dann darauf, dass die Kraft auf der richtigen Ebene wirken wird.

Manchmal kommt es vor, dass eine verzweifelte Mutter in zwei oder drei aufeinanderfolgenden Sitzungen klagt, die Haut ihres Kindes habe sich noch verschlimmert und sie finde nun noch weniger Schlaf. Wenn wir dann miteinander reden, stellt sich aber oft heraus, dass doch Veränderungen stattgefunden haben, die sie nur nicht bewußt wahrgenommen hat. Möglicherweise kam das Kind einmal, um sie zu umarmen, was schon lange nicht mehr geschah. Oder das Kind hat seit langer Zeit wieder einmal eine ganze Stunde konzentriert gespielt.

Wenn die Eltern beginnen, ihre Sichtweise zu ändern und nicht mehr nur auf Haut und Juckreiz achten, fallen ihnen andere Dinge auf, die darauf hindeuten, dass bereits Heilung stattfindet. Oft sind es nur Winzigkeiten, die Hinweise darauf geben, dass innerlich etwas geschieht. Wenn die Eltern diese erkennen können, wird es auch mit dem Vertrauen leichter. Sie sind gelöster und können die Dinge in der richtigen Reihenfolge und Geschwindigkeit geschehen lassen.

Wenn ich Eltern auf diesem Weg begleite, ist es für mich verhältnismäßig einfach, ein Gefühl von Vertrauen zu vermitteln. Ich habe viele Eltern und Kinder erlebt, denen geholfen wurde, und diese Erfahrung prägt natürlich. Ich kann nicht genug betonen, wie wichtig es ist, während der ersten Durststrecke, die vielleicht kommt, nicht aufzugeben. Dies heißt nicht, dass Sie verbissen Heilung fordern sollen. Schaffen Sie vielmehr immer wieder die Situation, in der Heilung stattfinden kann.

An dieser Stelle möchte ich auch erwähnen, dass sich in einigen Städten und Dörfern, in denen meine Kurse stattfanden, Gruppen gebildet haben, die einmal im Monat zusammenkommen, um miteinander zu üben, Erfahrungen auszutauschen und sich gegenseitig zu unterstützen. Und häufig bestätigen TeilnehmerInnen, mitunter überlastete Mütter, wie wichtig dieser Abend für sie geworden ist. Nicht nur, um das Vertrauen zu stärken, sondern um immer wieder das Handauflegen auch an sich selbst erfahren zu können. Allzu oft wird die ganze Familie von der Mutter "behandelt", sie selbst erfährt eine solche Behandlung aber nur selten.

Zudem eignen sich gerade die Menschen, die eigene Erfahrungen gemacht haben, am besten, andere auf dem Weg zu begleiten. Und es ist schon häufiger vorgekommen, dass Mütter, deren Kindern geholfen wurde, aus Dankbarkeit und Überzeugung wiederum anderen Müttern und Kindern in ihrem Bekanntenkreis mit dem gleichen Problem helfen wollten. Schön ist es natürlich, wenn Eltern sich gegenseitig unterstützen, aber die Erfahrung hat gezeigt, dass am Anfang oft nur ein Elternteil - häufig die Mutter - einen Zugang zu diesem Weg hat. Und wenn sie dann nicht Kontakt zu anderen Gleichgesinnten bekommt, ist sie sehr allein. Dies erschwert das Vertrauen. Am Ende dieses Buches finden Sie Berichte von Eltern, denen durch diese Heilweise geholfen wurde. Sie sollen es Ihnen erleichtern, in Durststrecken des Vertrauens weiterzumachen.

Dankbarkeit

Wenn Sie um Heilung, Licht und Liebe bitten und sich gleichzeitig für das bedanken, was geschieht, bekommt das Bitten ein ganz andere Qualität. Es ist ein Bitten voller Vertrauen. Wiederum ist aller Anfang schwer. Es ist schwer, sich für etwas zu bedanken, das nicht sichtbar ist, bei dem Sie möglicherweise nicht einmal sicher sind, dass es überhaupt geschieht.

Dieses Dankbarkeitsgefühl öffnet jedoch das Herz, und die heilende Kraft kann ungehindert strömen. Am Anfang ist es ein

Dank in Dunkelheit. Obwohl Sie noch nicht sehen können, dass etwas geschieht, sollten Sie sich nach ganzem Vermögen bemühen, dankbar zu sein. Mit jeder Veränderung, die Sie wahrnehmen, wird es dann einfacher, die Dankbarkeit zu spüren. Wenn es Ihnen am Anfang schwer fällt, in bezug auf das Heilen Dankbarkeit zu empfinden, versuchen Sie zunächst im täglichen Leben zu üben, das *Gefühl* der Dankbarkeit zu spüren. Dies lässt das Herz leicht und offen werden.

Manchmal befinden sich Menschen in einem Lebensabschnitt, in dem sie vergessen haben, wie es sich anfühlt, voller Freude und Dankbarkeit zu sein. Diesen Menschen fällt in jeder Situation nur das Negative auf. Je öfter dies geschieht, desto mehr Negatives erfahren sie. Daraus entsteht ein Teufelskreis, aus dem sie nicht mehr herauskommen. Mit der Zeit nehmen sie nicht einmal mehr wahr, dass sie sich in diesem Teufelskreis befinden. Versuchen Sie daher einmal, einen Tag lang das bewußt wahrzunehmen, was Sie sprechen und denken. Es könnte Sie überraschen, wie viel negative Einstellung darin steckt, obwohl Sie sich bisher für einen ziemlich positiven Menschen gehalten haben! Jeder spirituelle Weg beginnt mit Selbsterkenntnis.

Falls Sie sich in den Zeilen oben wiedererkennen, wird das zarte Pflänzchen Dankbarkeit etwas Pflege brauchen. Schauen Sie bewußt jeden Tag die Menschen um sich herum an. Denken Sie darüber nach, wofür Sie ihnen dankbar sind. Noch besser ist es natürlich, wenn Sie die Dinge, die Ihnen dabei einfallen, den Betreffenden auch mitteilen. Betrachten Sie die Schönheit der Natur. Lassen Sie das Gefühl der Dankbarkeit in sich emporsteigen. Nehmen Sie die täglichen Dinge des Lebens wahr, die uns in unserer Kultur so selbstverständlich sind - das Essen, das

Dach über dem Kopf, den Schutz vor der Kälte usw. Nehmen Sie sich vor, über drei Monate hinweg jeden Abend sieben Dinge aufzuschreiben, für die Sie an diesem Tag dankbar waren. Die Übung klingt sehr einfach, kann aber eine ungeheure Wirkung haben. Indem sich Ihr Herz zu öffnen beginnt, fließt die Energie besser. Sie fühlen sich wohler, leichter.

Mit der Zeit wird das Gefühl der Dankbarkeit zur Gewohnheit, und mit der Dankbarkeit kommt eine immer tiefere Freude. Sie beginnen, die Welt und das Schicksal nicht mehr als etwas zu erleben, das gegen Sie ist, sondern fangen an, mit dem Herzen zu sehen. Sie beginnen, den Sinn und das Positive gerade in den Dingen zu erkennen, die Ihnen zuvor schlecht und negativ erschienen sind. Wenn Sie die Dankbarkeit im täglichen Leben pflegen, wird es einfacher sein, auch beim Handauflegen ein Gefühl von Dankbarkeit zu entwickeln und durch das Wahrnehmen selbst winziger Veränderungen in Ihrem Kind Dankbarkeit zu spüren.

Ich erlebe bei den Eltern, die zu mir kommen, immer wieder, dass irgendwann an die Stelle der einstigen Verzweiflung ein tiefes Gefühl von Dankbarkeit gegenüber der göttlichen Kraft tritt. Doch bin ich zu der Überzeugung gekommen, dass das Spüren der Dankbarkeit nur der erste Schritt der notwendigen Bewusstseinsveränderung ist. Der zweite besteht darin, die Dankbarkeit in irgendeiner Form auszudrücken. Wenn die Kraft, die meiner Meinung nach die reine Liebe ist, empfangen wurde, sollte irgendwie Liebe weitergegeben werden. Wir bekommen von Anfang an die liebende Kraft geschenkt. Wir öffnen uns, bitten darum, und sie fließt durch uns hindurch. Wenn wir beginnen, die Veränderungen in unserem Kind wahrzunehmen und die

Dankbarkeit der liebenden Kraft gegenüber zu spüren, sollten wir in irgendeiner Form Liebe weitergeben. Echte Heilung - und hier wird besonders deutlich, dass es nicht nur um unser Kind geht, sondern auch um uns Eltern - ist lebensverändernd. Sie gibt uns die Möglichkeit der seelischen Entwicklung auf dem Weg zur Liebe.

Im Leben aller Menschen gibt es Bereiche, in denen sie mehr lieben und verzeihen müssten. Und gerade da, wo dies nicht so einfach ist, ist es am wichtigsten. Die Menschen mit denen wir Probleme haben, verschaffen uns eine besondere Gelegenheit, Liebe auszudrücken. Ich möchte hier zur Verdeutlichung ein Beispiel bringen. Zu mir kam eine Mutter mit ihrer fünfjährigen Tochter, die schwer unter Neurodermitis litt. Als die Mutter begann, ihrem Kind die Hand aufzulegen, spürte sie sofort, dass dies ihr und dem Kind gut tat. Die Symptome gingen stetig zurück. Dann kam die Ferienzeit. Mutter, Vater und Kind fuhren an die See, und die Klimaveränderung ließ das Kind vollkommen symptomfrei werden. Als sie aber nach Hause zurückgekehrt waren, traten die Symptome wieder auf, und zum Entsetzen der Mutter wurden sie immer schlimmer, bis schließlich der Anfangszustand erreicht war. Als die Mutter nun mit ihrem Kind wieder zu mir kam, war sie verzweifelt. Nachdem sie erzählt hatte, dass sie selber im Urlaub völlig entspannt gewesen war, begannen wir darüber zu reden, was zu Hause ihre Anspannung verursachte. Wie sich herausstellte, lebte die Schwiegermutter, die sich einfach nicht an ihre Schwiegertochter gewöhnen konnte, mit im Haus. Die Schwiegertochter hatte sich nie angenommen gefühlt und hegte natürlich der Schwiegermutter gegenüber viel Groll und Ablehnungs-Gefühle. Wir sprachen darüber, dass das Kind durch seine Krankheit vielleicht auf etwas aufmerksam machte, und die Mutter erklärte sich zu dem Versuch bereit, für die Schwiegermutter zu beten. Sie sagte also das gleiche Gebet, das sie für das Kind sprach, auch für die Schwiegermutter und bat um Liebe, Licht und Heilung. Natürlich tat sie dies nur im Stillen. Als Mutter und Kind vierzehn Tage später wiederkamen, waren die Symptome deutlich besser geworden. Die Schwiegermutter hatte in der Zwischenzeit angeboten, einen Kuchen für ihre Schwiegertochter zu backen, was diese völlig überrascht hatte. Die Mutter des Kindes arbeitet weiter an der Beziehung zu ihrer Schwiegermutter, und heute, ein halbes Jahr nach dem ersten Handauflegen, ist das Kind fast ständig symptomfrei. Es isst immer mehr, was ihm schmeckt, die Krankheit ist immer seltener Thema in der Familie.

Es geht also darum, die empfangene Kraft - die Liebe - aus Dankbarkeit weiterzugeben. Dadurch entsteht ein Fluss heilender Energie. Die Atmosphäre, die uns umgibt, wird ein Stück leichter, wenn unser Groll und unsere negativen Gefühle geringer werden. Das alles kommt uns, unseren Kindern und unserer Umwelt zugute.

Loslassen

Nach dem vertrauensvollen Bitten und Danken kommt im Anschluss an das Handauflegen noch ein wichtiger Aspekt: Das Loslassen. Sie haben alles getan, um Heilung möglich zu machen. Sie haben sich als Kanal zur Verfügung gestellt, eine Situation geschaffen, in der die göttliche Kraft durch Sie fließen konnte. Sie waren nicht mehr und nicht weniger als dieser Kanal. *Wie* Heilung stattfinden soll, wird der göttlichen Kraft überlassen. Danach schalten Sie bewußt ab und wenden sich wieder den Dingen des Alltags zu.

Loslassen ist für uns Menschen nicht so einfach, denn es bedeutet, bewußt die Kontrolle aufzugeben, die wir zu haben glauben. Diese vermeintliche Kontrolle über uns selbst oder die Menschen, die uns nahe stehen, gibt uns ein Gefühl der Sicherheit, weil wir meinen, wir hätten alles im Griff. Wir brauchen aber nur den Zustand der Welt, Naturkatastrophen, Kriege oder auch einen Todesfall im persönlichen Umfeld anzuschauen, um festzustellen, dass dies eine Scheinsicherheit ist.

Tatsächlich können uns in jedem Moment unseres Lebens all unser Besitz und alle Menschen, die uns nahe stehen, genommen werden. Das Gefühl, nichts festhalten, nichts kontrollieren zu können, wird meiner Meinung nach erst weniger bedrohlich, wenn wir Vertrauen in das Göttliche haben. Dieses Vertrauen und die Fähigkeit, loszulassen, gehen Hand in Hand miteinander. Wir werden im Leben immer wieder feststellen, dass wir uns in Situationen befinden, in denen wir loslassen müssen. Dieses Thema gehört zu unserem Menschsein und begleitet uns bis zu dem Zeitpunkt, an dem wir den physischen Körper verlassen. Das Handauflegen gibt uns die Möglichkeit, das Loslassen zu üben.

Durch das regelmäßige Aufnehmen einer tiefen Verbindung mit dem Kind und das Loslassen entsteht ein heilender Rhythmus von Nähe und Distanz. Wenn ich die Beziehungen zwischen Müttern und ihren chronisch kranken Kindern betrachte, stelle ich oft fest, dass sie nicht im Gleichgewicht sind. Auf der einen

Seite sind da die Kinder, die mehr Nähe und Aufmerksamkeit der Mutter brauchen, und auf der anderen Seite die, die von der Liebe ihrer Mutter fast erstickt werden und wenig Möglichkeit haben, sich zu entfalten. Vor allem bei letzteren ist es wichtig, dass die Mütter begreifen, wie entscheidend der Augenblick des Loslassens ist. Gerade solchen Müttern fällt es sehr schwer, sich als Kanal zu sehen, die heilende Energie fließen zu lassen und loszulassen.

Betrachtet man wiederum das Ganze aus spiritueller Sicht, wird klar, dass auch Kinder eigenständige Seelen sind, die ihre Erfahrungen machen müssen. Die Eltern dürfen ihre Kinder begleiten, damit sie sich in ihrem sozialen Umfeld zurechtfinden, und müssen sie in jeder Lebensphase ein Stück weiter loslassen. Wer sich bewußt mit dem Geistigen verbunden und um Heilung, Licht und Liebe gebeten hat, wird feststellen, dass ihm dies immer besser gelingt.

Ich erinnere mich an eine Mutter, die in eine Gruppe kam, weil sie ein Kind hatte, das schwer nierenkrank war. Einige Wochen nach dem Kurs rief sie mich an und sagte, ihr Kind sei wieder im Krankenhaus. Sie habe schon früher viel für ihr Kind gebetet, aber als sie diesmal an dem Bettchen ihrer Tochter gesessen habe, sei etwas anders gewesen. Nachdem sie um Liebe, Licht und Heilung für das Kind gebetet und an das Loslassen gedacht habe, sei ihr zum erstenmal deutlich geworden, dass Heilung nicht immer Lebenserhaltung bedeutet. Es bewegte mich tief, wie sie über ihre Erkenntnisse erzählte, dass ihr Kind einen eigenen Weg hätte und diesen Weg gehen müsste. Und mit der Erkenntnis war sie auch bereit, ihre Tochter den Weg gehen zu lassen.

Ich erzähle die Geschichte dieser Mutter, weil ich glaube, dass nicht nur Menschen dieses Buch lesen werden, deren Kinder Neurodermitis oder andere nicht lebensbedrohliche Krankheiten haben. Auch in meinen Gruppen sind immer wieder Mütter mit schwerkranken oder behinderten Kindern. Ich empfinde tiefen Respekt vor ihnen, wenn ich sehe, wie sie mit ihrer schweren Aufgabe umgehen, Tag für Tag, und oft Jahr für Jahr. Gerade bei diesen Müttern habe ich erlebt, wie gut es ihnen tut, wenn sie den Augenblick des Loslassens erleben: "Dein Wille geschehe." Ich denke, dass wir von diesen Müttern sehr viel lernen können, in dem Bewußtsein, dass wir vielleicht irgendwann selbst einmal an den Punkt kommen werden, an dem wir die Hände bei jemandem, der uns nahe steht, auflegen und erkennen, dass Heilung möglicherweise auch bedeutet, dass ein Mensch leichter Abschied von der Welt nehmen kann.

Geduld

Wir leben in einer hektischen Zeit, und die meisten von uns sind es nicht mehr gewohnt, langsame Entwicklungen wahrzunehmen und sich darauf einzustellen. Wir sehen dies in der Natur, wo der Mensch eingreift und versucht, immer schnelleres Wachstum zu erzwingen, und wir sehen dies in jedem Winter, wenn sich Erkältungskrankheiten häufen.

Jemand, der im Arbeitsleben steht, kann es sich kaum leisten, dass eine solche Krankheit ihren normalen Gang nimmt. Medikamente werden eingenommen, die den Verlauf verkürzen oder abbrechen, um die Leistungsfähigkeit schnell wiederherzustellen. Nicht anders ist es bei den Kindern. Zwei berufstätige Eltern und der Schulstress erlauben es kaum, dass sich ein Kind mit Fieber ins Bett legt und die notwendige Ruhe und Zeit bekommt, damit die Krankheit auf natürliche Weise ausheilen kann. Es gibt bei der geistigen Heilung Prozesse und Gesetzmäßigkeiten, die sich unserem Eingriff entziehen. Ich kann zwar meinen Teil dazu beitragen, indem ich mich als Kanal zur Verfügung stelle, doch inwieweit und in welcher Weise Heilung stattfindet, habe ich nicht in der Hand. Manchmal kommt es zu einer ganz raschen Heilung, die wie ein Wunder erscheint, manchmal brauchen die notwendigen inneren Prozesse eine gewisse Zeit. Es kann auch passieren, dass die ersehnte Besserung der Symptome nicht in der erhofften Form erfolgt. Nur im Rückblick wird erkennbar, dass Heilung stattgefunden hat, die für die seelische Entwicklung notwendig war. Zu der geistigen Heilung gehört also unbedingt auch Geduld.

Es ist ratsam, für die Behandlung einen Zeitraum von etwa drei Monaten einzuplanen - drei Monate, in denen Sie versuchen sollten, dem kranken Kind jeden Tag zehn bis fünfzehn Minuten die Hand aufzulegen. So fühlen Sie sich nicht unter Druck, falls es zwischendurch zu einer Zustandsverschlechterung kommt. Wenn Sie das Ganze als Prozess betrachten, können Sie leichter die Kraft aufbringen, geduldig weiterzumachen, egal wie die Symptome aussehen.

Bei meinen Grundkursen, die normalerweise einen Freitag-Abend und einen ganzen Samstag dauern, bin ich öfter mit der Ungeduld von TeilnehmerInnen konfrontiert. Kaum haben wir über grundsätzliche Dinge gesprochen, kommen sie Samstag früh oder Mittag, um zu fragen, wie es nach dem Kurs weitergeht. Wie können sie sich weiterbilden? Es ist für diese Menschen schwer zu begreifen, dass das Heilen nicht etwas ist, was man an ein paar aufeinanderfolgenden Wochenenden lernen kann, sondern dass dazu die eigene Entwicklung unabdingbar ist, und die braucht Zeit.

Am Anfangswochenende sprechen wir über die innere Einstellung und üben dreimal miteinander. Damit haben die TeilnehmerInnen das Rüstzeug, um beginnen zu können und eigene Erfahrungen zu machen. Durch diese lernt man am allermeisten. Wenn ich dann solche Gruppen nach einem dreiviertel Jahr wiedersehe, merke ich anhand der gestellten Fragen was für einen Weg die TeilnehmerInnen in der Zwischenzeit zurückgelegt haben. Dabei geht es nicht nur um ein verstandesmäßiges Wissen - auch wenn am Anfang Intellekt, Verstand und Urteilsvermögen gefordert sind, um die Sache zu erfassen - sondern um das Tun. Erst mit dem Handeln und der wachsenden Erfahrung wird das wirkliche Wissen erlangt - ein Wissen, das von innen kommt. Alles, was wir lesen oder hören, muss verarbeitet und ein Teil von uns werden. Sie sollten sich also bei aller Begeisterung für die Idee des Handauflegens unbedingt klarmachen, dass Geduld gefordert ist, dass es keine Abkürzungen auf dem Weg gibt und dass die Gesetzmäßigkeiten ihren Lauf nehmen werden, die Gesetzmäßigkeiten, die existieren, weil Individuen im Spiel sind. Wollen Sie ernsthaft beginnen, sollten Sie dies wissen, damit Sie nicht bei den ersten Schwierigkeiten aufgeben. Zum Thema Geduld gehört auch die Geduld mit sich selbst. Wenn Sie sich bewußt mit dem Geistigen verbinden, werden nicht nur in dem kranken Kind Entwicklungen in Gang gesetzt, sondern auch in Ihnen. Möglicherweise beginnen Sie, in sich negative Muster zu erkennen, und Sie werden sich Ihrer Schwächen und Zweifel bewußt. Je mehr Sie sich mit der göttlichen Kraft verbinden, um so deutlicher fällt Ihnen vielleicht auf, wie wenig sie zu Liebe ohne Bedingungen und Erwartungen fähig sind. Die eigenen Schattenseiten anzuschauen, erfordert sehr viel Geduld. Diese Selbsterkenntnis ist aber ein unabdingbarer Teil des spirituellen Weges.

Es kann sein, dass bei Ihnen eine Reinigung stattfindet, wenn Sie beginnen, die Hand aufzulegen. Dies kann entweder auf der psychischen Ebene geschehen, etwa indem noch einmal alte Verhaltensmuster oder Alpträume hochkommen, auf der physischen Ebene, indem Durchfall, Hautausschläge usw. auftreten, oder auf beiden Ebenen. Meist ist dies ein Teil des Prozesses, aber bei Anhalten der Beschwerden sollten Sie natürlich ärztlichen Rat suchen.

Liebe

Liebe ist ein unersetzlicher Teil des Gesamtprozesses. In den bisherigen Ausführungen über die innere Einstellung wurde deutlich, dass allem ein offenes Herz mit Liebe zugrunde liegt.

Wenn wir die Hand bei unserem Kind auflegen, treten wir in eine ganz tiefe Verbindung mit ihm. Es findet eine Begegnung auf einer tiefen seelischen Ebene statt, die über die Beziehung Mutter-Vater-Kind hinausgeht. Die alltäglichen Höhen und Tiefen spielen keine Rolle mehr. Wenn die göttliche Heilkraft durch zwei Menschen fließt, befinden sich die zwei für diese Zeit in tiefer Verbundenheit.

Ich spreche natürlich nur für mich, wenn ich sage, dass mir dies Gelegenheit gibt, Menschen auf einer ganz anderen Ebene zu begegnen als sonst. Diese Ebene kann viel intimer sein, gleichzeitig aber unpersönlicher. Das mag wie ein Widerspruch klingen, im Empfinden der Situation ist es dies keineswegs. Das tiefe Gefühl der Liebe, das einen durchströmen kann, hat mit der persönlichen Stimmung oder Einstellung gegenüber dem Heilsuchenden in diesem Augenblick nichts zu tun. Es ist etwas, das einen selbst bereichert. Hier stimmt also das klassische Bild vom Helfer oben und dem Hilfesuchenden unten nicht. Vielmehr sind hier, bildlich gesehen, zwei Menschen, die gleichzeitig die göttliche heilende Kraft empfangen und von ihr "profitieren". Es geht also nicht darum, dass sich ein Elternteil für sein Kind aufopfert, auch wenn es am Anfang vielleicht so aussieht. Mit der Zeit wird klar, dass die regelmäßige bewusste Verbindung mit dem Göttlichen ein tiefes und zunächst nicht erkanntes Bedürfnis seitens der Eltern erfüllt. Liebe zum Kind und Verzweiflung lassen uns erst dahin kommen, das zu tun, was vollkommen natürlich ist und zu unserem Menschsein gehört: die göttliche Liebe durch uns strömen zu lassen, Liebe zu spüren und Liebe weiterzugeben. Ich bin der Meinung, dass wir auf der Erde sind, um die Liebe zu lernen.

Situationen, die im Leben auf uns zukommen - also auch die Krankheit des Kindes -, geben uns eine Chance, etwas über die Liebe zu lernen. Menschen, die kranke Kinder haben, wissen nur zu gut, wie sehr ihre Liebe geprüft wird. Einerseits sind da Momente, in denen das Herz fast platzt vor Liebe und Mitgefühl, andererseits kann es Augenblicke geben, in denen wir erkennen müssen, wie begrenzt unsere Liebesfähigkeiten sind.

Wenn betroffene Eltern zu mir kommen und mir ihre verzweifelte Situation schildern, erinnere ich mich daran, wie meine Tochter Nacht für Nacht ihre Haut wund kratzte. Meine Gefühle in diesen Nächten umfassten die ganze Skala der Emotionen. Manchmal war da das Gefühl, ihr Leiden nicht lindern zu können, was mir im Herzen physischen Schmerz bereitete. Dann gab es Zeiten, in denen ich nervlich so am Ende war, dass ich das Geräusch nicht mehr hören konnte, das entstand, wenn sie kratzte und kratzte oder sich ihre Handgelenke an der Decke rieb, bis sie zu bluten begannen. In die Gefühle der Aggression, die in diesen Momenten aufstiegen, mischten sich natürlich Schuldgefühle, denn ich wusste ja, dass sie nicht aufhören konnte.

Diese Situation fiel mir auch neulich wieder ein, als mir eine Mutter eine Woche, nachdem sie einen Grundkurs bei mir besucht hatte, erzählte, ihre fünfjährige Tochter habe sie gefragt, was sie denn in dem Kurs gelernt habe. Die Mutter berichtete, was wir gemacht hatten, und daraufhin fragte die Tochter: "Hast du auch gelernt, dass du nicht mehr mit mir schimpfen sollst, wenn ich kratze?" Dieses Beispiel zeigt, unter welchem Stress eine Familie mit einem chronisch kranken Kind steht.

Mütter sind oft von Schuldgefühlen und Selbstzweifeln geplagt und stellen sehr hohe Ansprüche an sich, denen sie nie gerecht werden können. Legt eine Mutter bei ihrem Kind die Hand auf, ist es zunächst wichtig, dass sie versucht, sich selbst so anzunehmen, wie sie ist - auch wenn sie voller Zweifel, erschöpft und aggressiv ist und zu diesem Zeitpunkt vielleicht keine Liebe für ihr Kind empfinden kann.

Die Liebe zu sich beginnt für eine Mutter damit, dass sie die vorhandene Situation akzeptiert und nicht den Anspruch an sich stellt, sie müsste, bevor sie überhaupt anfängt, von liebevollen Gefühlen erfüllt sein. Viele von uns haben in der Kindheit gelernt, alle anderen zu lieben, nur nicht sich selbst. Und obwohl heute viele von uns zu erkennen beginnen, dass wir uns selbst vom Kreis derer, die wir lieben, nicht ausschließen sollen, sehe ich immer wieder, welche Angst manche Menschen haben, sie könnten nicht alles perfekt machen. Die Angst ist so groß, dass sie abblocken und Schwierigkeiten haben, sich überhaupt auf etwas Neues einzulassen. So sagt manche Mutter: "Ich glaube schon an die Möglichkeit, durch Handauflegen zu heilen. Ich glaube aber nicht, dass ich diese Fähigkeit habe." In diesem Fall ermuntere ich die Betreffende, sich liebevoll anzunehmen, so wie sie ist, und es zu probieren. Sie braucht sich nicht unter Druck zu setzen, da sie nicht selbst heilt. Mit der Zeit wird sie erkennen, dass die Schuldgefühle, die Gefühle von Hilflosigkeit und Aggression von ganz allein verschwinden. Dies ist kein Willensakt, sondern geschieht als Gesetzmäßigkeit, wenn wir uns mit dem Geistigen verbinden.

Wenn es der Mutter gelingt, sich so anzunehmen, wie sie ist, wenn sie bereit ist, sich als Kanal zur Verfügung zu stellen, damit die göttliche Heilkraft durch sie in ihr Kind fließen kann, ist es möglich, dass sich durch diese Handlung auch etwas an der Sonderstellung des kranken Kindes ändert.

Durch eine Krankheit zieht ein Kind viel Aufmerksamkeit auf sich. Die besorgte Mutter, die häufig mit Schuldgefühlen beladen ist, schwankt zwischen zwei Zuständen: dem Gefühl, dass sie dem Kind keine Grenzen setzen kann, und Aggression. Das Handauflegen gibt ihr dann die Möglichkeit, ihre Liebe auf andere Weise auszudrücken. Wenn sie dem Kind jeden Abend zehn

Minuten die Hand auflegt, kommt sie in eine tiefe Verbindung mit ihm, und anschließend lässt sie in dem Wissen los, dass sie alles getan hat, was in diesem Augenblick möglich war. Sie hat sich für die heilende Kraft zur Verfügung gestellt. Tagsüber kann sie dann gelassener sein und eher normale Reaktionen zulassen, in dem Bewußtsein, dass sie regelmäßig etwas für die Heilung ihres Kindes tut.

Mit der Zeit wird deutlich, dass nicht nur die Kinder innere Ruhe, inneren Halt finden, sondern dass der Wechsel von der tiefen Verbindung zwischen Mutter und Kind zum Loslassen und das Vertrauen wichtige Lektionen in der Liebe sind.

Die praktische Anwendung

Bisher bin ich sehr ausführlich auf das Thema der inneren Einstellung bei der geistigen Heilung eingegangen. Im folgenden soll nun die praktische Anwendung behandelt werden, wobei ich noch einmal betonen möchte, dass die innere Einstellung das Allerwichtigste ist. Dazu eine dringende Empfehlung: Überprüfen Sie immer wieder, ob Sie sich nur als Kanal verstehen, und versuchen Sie, diesen Kanal so durchlässig wie möglich zu halten. Gestalten Sie in diesem Bewußtsein Ihr Leben.

Obwohl die nachfolgende Heilweise sehr einfach ist, und auch, weil nicht Sie selbst es sind, die heilen, dürfen Sie dennoch nicht leichtfertig damit umgehen. Dies bedeutet selbstverständlich, dass Sie nie unter dem Einfluss von Alkohol oder anderen Drogen die Hand auflegen. Bevor Sie beginnen, lesen Sie bitte zunächst alle Anleitungen aufmerksam durch und machen Sie sich noch einmal bewußt, um was es hier geht: um die Heilung des Kindes und um Ihre eigene Heilung.

Wie geht man vor?

Wichtig ist, dass Kind und Mutter bzw. Vater sich in einer bequemen Stellung befinden und sich wohl fühlen. Bei Säuglingen und kleinen Kindern hat es sich als günstig erwiesen, wenn das Kind auf dem Bauch der Mutter bzw. in ihrem Schoß liegt. Größere Kinder legen sich am besten hin. Eine gute Zeit ist der Abend, wenn sie bereits im Bett liegen.

Oder Sie wählen eine andere Tageszeit, die für alle Beteiligten günstig ist. Auch bei einem Kind, das zappelig ist und nur schwer zur Ruhe kommt, ist es wichtig, die Behandlung mindestens einmal im Wachzustand vorzunehmen, damit es weiß, was mit ihm geschieht. Danach können Sie dem Kind erklären, dass Sie ihm während des Schlafes die Hand auflegen.

Sie atmen einige Male tief durch und treten innerlich in Kontakt mit Ihrem Kind. Spüren Sie bewußt die Achtung vor diesem Menschen. Je enger eine Beziehung ist, desto leichter vergessen wir diesen Respekt. Machen Sie sich also beim innerlichen Aufnehmen des Kontaktes zur Gewohnheit, diese Achtung zu spüren. Obwohl wir nicht selbst heilen und nicht wissen, was geschehen wird, haben wir auf der menschlichen Ebene dem anderen gegenüber eine Verantwortung, und dies bringt es mit sich, dass die Grundhaltung unbedingt Achtung sein muss.

Wenn Sie sich auf diese Weise vorbereitet haben, legen Sie die Hände über den Kopf Ihres Kindes (wie unten beschrieben). Nehmen Sie nun bewußt Kontakt zu dem auf, was für Sie das Höchstgöttliche ist, und bitten um Licht, Liebe und Heilung für Ihr Kind. Sie sind immer mit dem Göttlichen verbunden, doch durch das Gebet treten Sie bewußt und willentlich mit ihm in Verbindung. Wenn möglich, sollte das Ganze von einem Gefühl der Dankbarkeit getragen werden. Sie können das bereits oben erwähnte Gebet wählen:

Möge die göttliche heilende Kraft durch uns fließen,
uns reinigen, stärken, heilen,
uns erfüllen mit Liebe, heilender Wärme und Licht,
uns schützen und führen auf unserem Weg.
Wir danken dafür, dass dies geschieht.

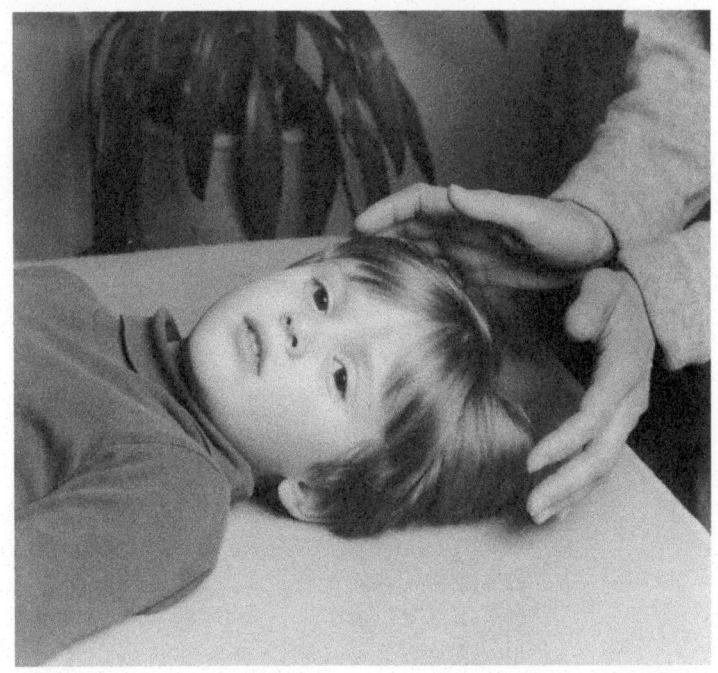

Abb.1

Oder sie verwenden ein Gebet Ihrer eigenen Wahl, das für Sie ganz persönlich stimmt.

Die Hände bleiben ein bis zwei Minuten über dem Kopf des Kindes (s. Abb. 1-4), dann legen Sie sie auf seinen Körper. Sie können Ihre Hände entweder direkt auf den Körper des Kindes legen oder sie bis zu zehn Zentimeter über den Körper halten. Die Finger sind dabei leicht gespreizt. Je nachdem, wie das Kind liegt, können Sie entweder beide Hände nebeneinander legen (sie sollten sich nicht berühren) oder, bei Seitenlage, eine Hand vorn und eine Hand hinten auflegen.

47

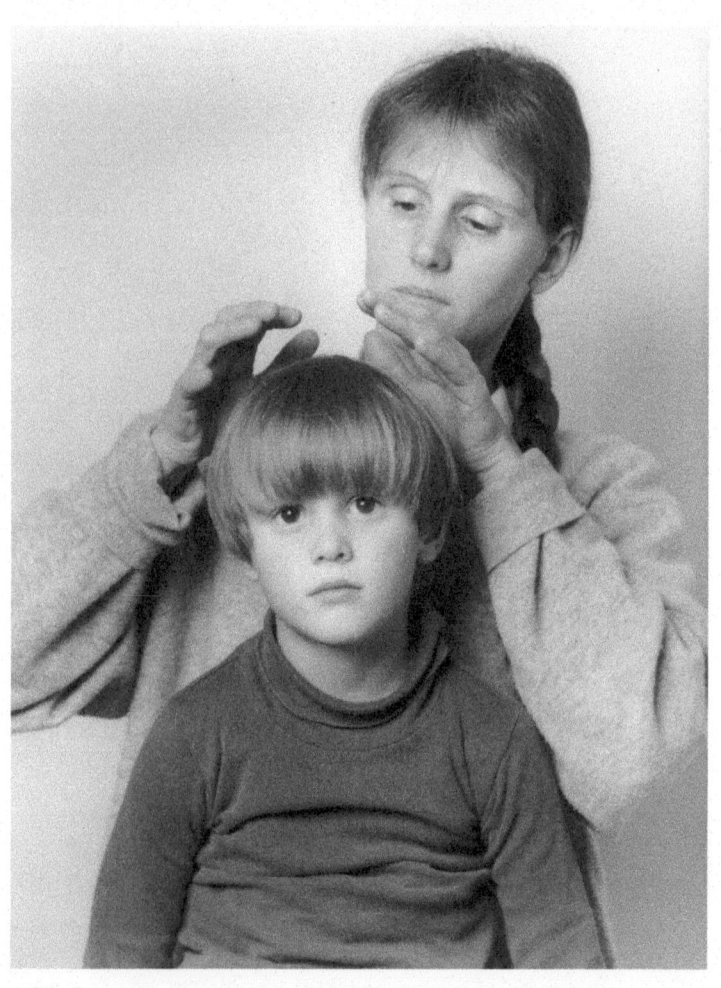

Abb.2

Je nach Lage und Möglichkeit verfahre ich folgendermaßen:
Ich lege

- die linke Hand oben und die rechte unten auf oder
- die linke Hand auf die rechte Körperseite und die rechte
  Hand auf die linke oder
- bei Seitenlage die linke Hand vorn und die rechte Hand
  hinten auf.

Oft lässt das der Stand des Kinderbettchens aber nicht zu, oder
das Kind hat sich in eine ungünstige Position gelegt. Ich denke,
Sie sollten sich von diesen äußeren Bedingungen nicht zu stark
beeinflussen lassen, sondern sich auf die innere Einstellung konzentrieren. Wenn ein Kind sehr unruhig ist oder einen sehr leich-
ten Schlaf hat und während des Schlafes behandelt wird, ist es
oft einfacher, wenn es nicht berührt wird. Meist aber genießen
die Kinder den Körperkontakt mit den Eltern, und es tut ihnen
gut, wenn die Hand leicht aufliegt. Auf die besondere Empfind-
lichkeit des Kopfes gehe ich noch näher ein.
Auch zum Schluss legen Sie die Hände noch einmal kurz über
den Kopf und bedanken sich innerlich für die empfangene
Kraft. Danach kommt der wichtige Schritt des Loslassens. Sie
haben sich zur Verfügung gestellt, damit Sie als Kanal dienen
konnten. Mehr können Sie nicht tun. Sie lassen los.
Soviel zum Gesamtablauf. Ich will jetzt die drei Bereiche Kopf,
Brust und Bauch näher erläutern.

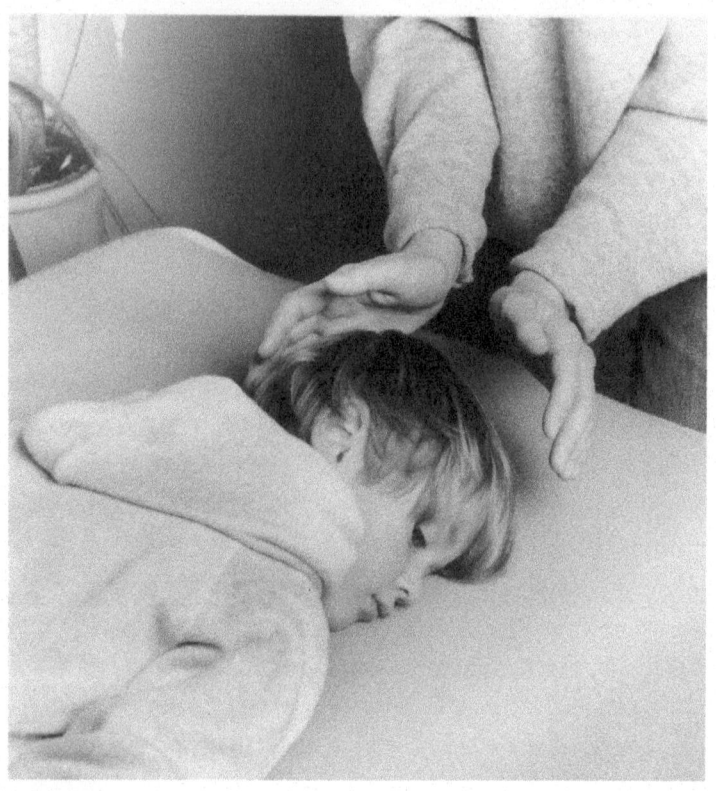

Abb.3

Kopfbereich (Abb. 1-6)

In der Regel beginnen Sie damit, dass Sie die Hände über den Kopf halten. Hier ist es wichtig zu wissen, dass der Kopf eines Menschen - insbesondere aber der eines Kindes - sehr empfindlich ist. Und je kleiner ein Kind, desto empfindlicher das Köpfchen. Deshalb halten Sie die Hände im Abstand von fünf bis zehn Zentimetern über den Kopf bzw. über die Ohren, es sei

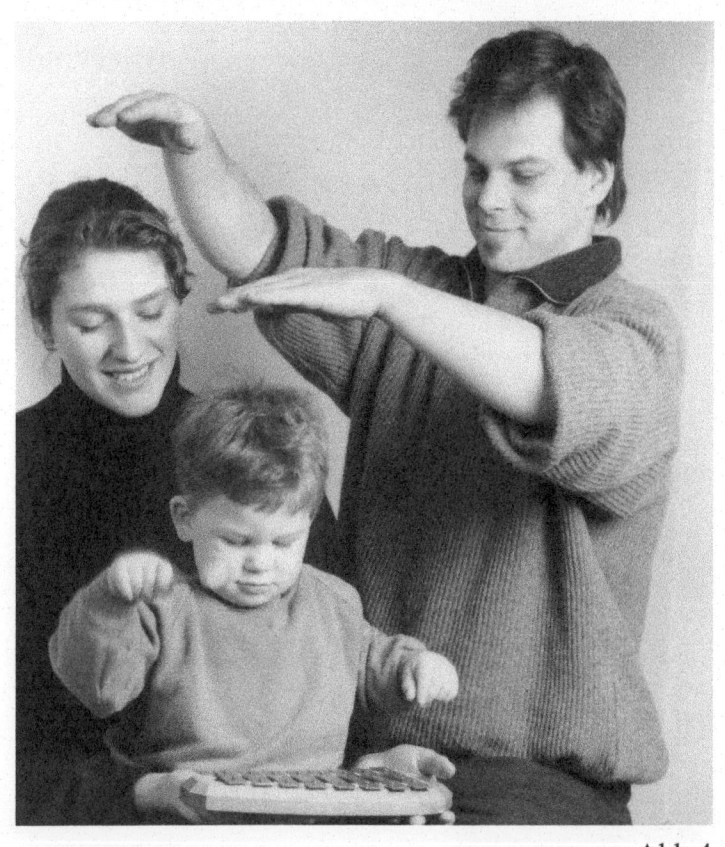

Abb.4

denn, das Kind empfindet es als angenehmer, wenn die Hände aufliegen. Am Hinterkopf ist es eher möglich, die Hände direkt (ganz leicht!) auf den Kopf zu legen. Beginnen Sie also am Kopf. Sollten Sie jedoch merken, dass Ihr Kind beim Behandeln des Kopfes unruhig wird, nehmen Sie die Hände fort und legen sie auf seinen Bauch. Gelegentlich kommt es vor, dass Kinder es überhaupt nicht vertragen, wenn die Hände in die Nähe des

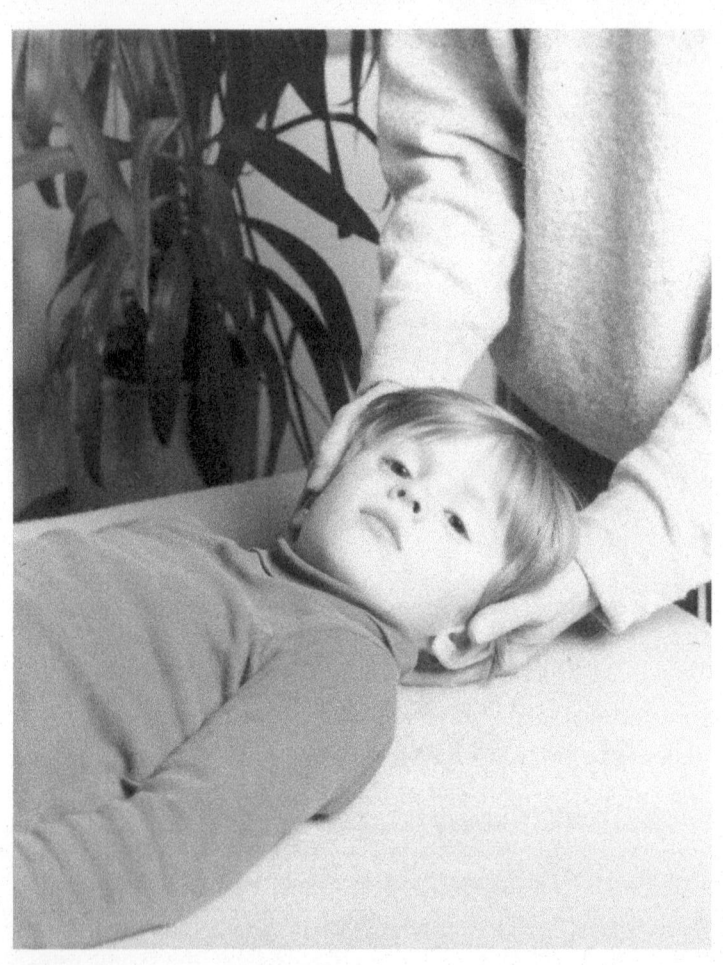

Abb.5

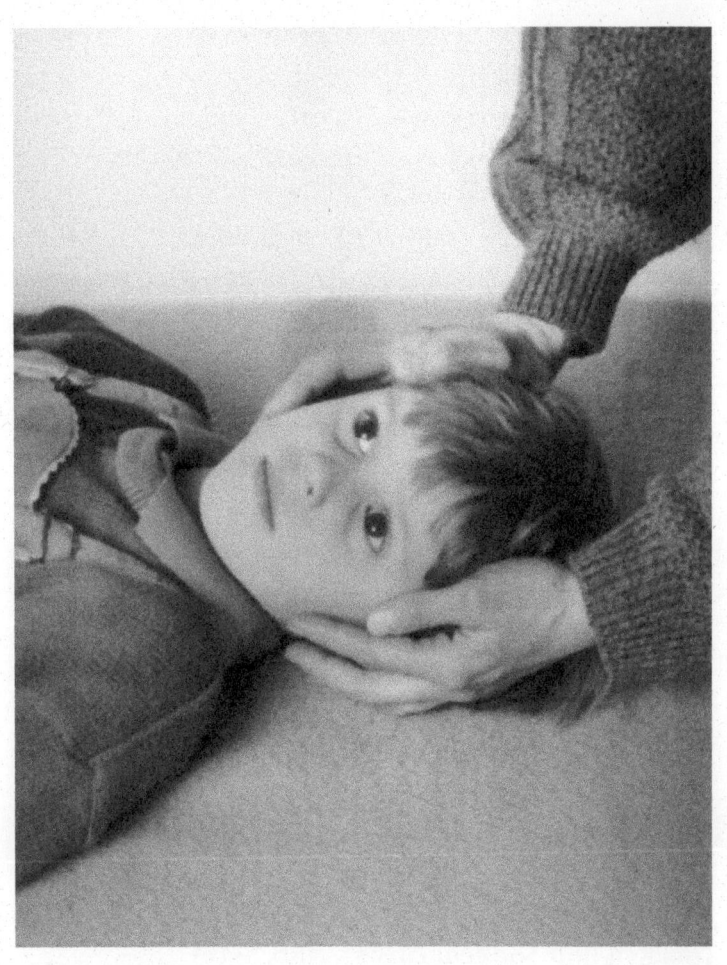

Abb.6

Kopfes kommen. Dagegen genießen sie es, wenn sie auf dem Bauch liegen. Ich betone noch einmal: *Wichtig ist, dass das Kind sich wohl fühlt!* Halten Sie sich nicht an irgendwelche starren Regeln, sondern versuchen Sie herauszufinden, was Ihrem Kind und Ihnen gut tut.

So stellte einmal eine Mutter, die begann, ihrem Kind die Hand aufzulegen, fest, dass ihm das Streicheln der rechten Wange gut tat. Etwas anderes wollte der Junge gar nicht zulassen. Mit der Zeit aber kam er dann immer häufiger zum Kuscheln und empfand nach und nach auch andere Arten des Körperkontaktes als angenehm.

Überfahren Sie also Ihr Kind nicht, lassen Sie ihm Zeit, sich an das zu gewöhnen, was passiert. Es ist ein Lernprozess für alle Beteiligten. Hat Ihr Kind chronische Beschwerden im Kopfbereich, wie beispielsweise Ohrenschmerzen, Kopfschmerzen oder Nebenhöhlenprobleme, behandeln Sie, wie beschrieben, den Kopf. Vielleicht werden Sie feststellen, dass es für das Kind angenehmer ist, wenn Sie es vom Hinterkopf her behandeln. Doch kein Kind gleicht dem anderen, und das Schöne ist, dass Sie durch Handauflegen herausfinden können, was für Sie und Ihr Kind stimmt.

Bauchbereich
(Becken und Sonnengeflecht, Abb. 7-10)

Meiner Ansicht nach ist der wichtigste Bereich beim Handauflegen der Bauch, der auch in entsprechender Höhe der Wirbelsäule vom Rücken her behandelt werden kann. Bei sehr vielen kranken Kindern lässt sich, unabhängig von der Art ihrer Symptome, im Unterbauch beziehungsweise Lendenwirbelbereich

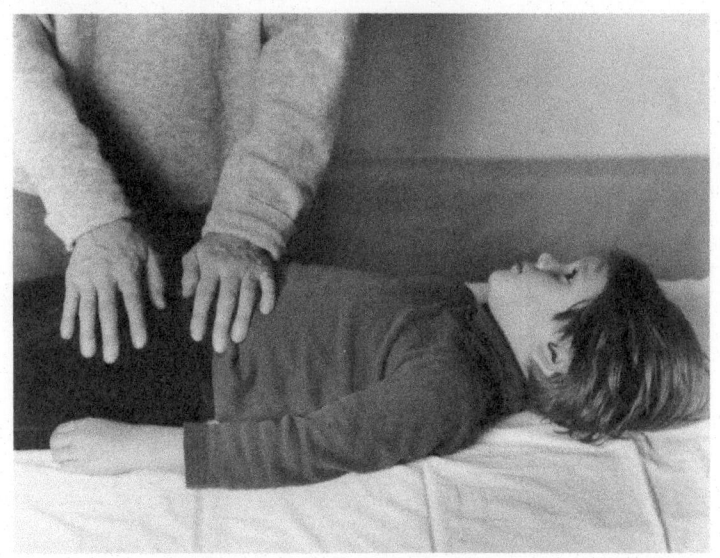

Abb.7

eine Blockade feststellen. Im Energiefeld dieses Bereiches sind die frühesten Erfahrungen gespeichert, die Erfahrungen, die im Mutterleib, bei der Geburt und in den ersten Wochen und Monaten des Lebens gemacht wurden.

Dieser Bereich hat sehr viel mit dem Thema Urvertrauen und innere Sicherheit zu tun. Sogar ganz kleine Säuglinge können hier eine Blockade im Energiefeld haben.

Wenn die Mutter durch das Gebet bewußt Kontakt zum Göttlichen aufnimmt und die Kraft in diesen Bereich ihres Kindes strömen lässt, wird auf verschiedensten Ebenen Vertrauen geschaffen. So vermittelt die Mutter dem Kind durch ihr Tun, dass sie das Vertrauen hat, sich der göttlichen Kraft zuzuwenden. Sie

55

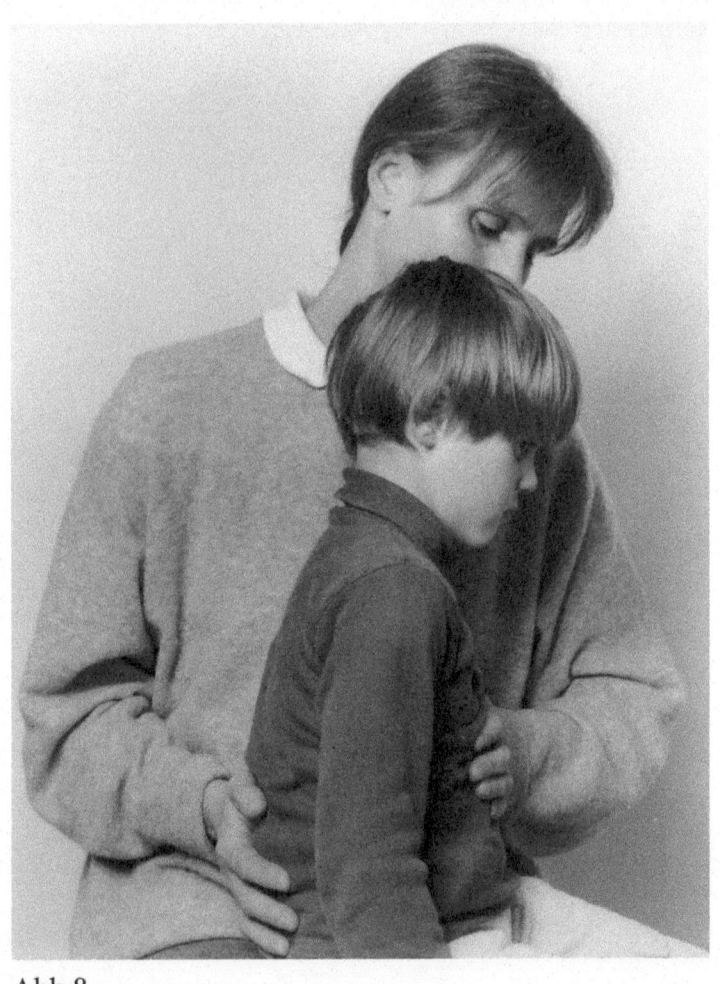

Abb.8

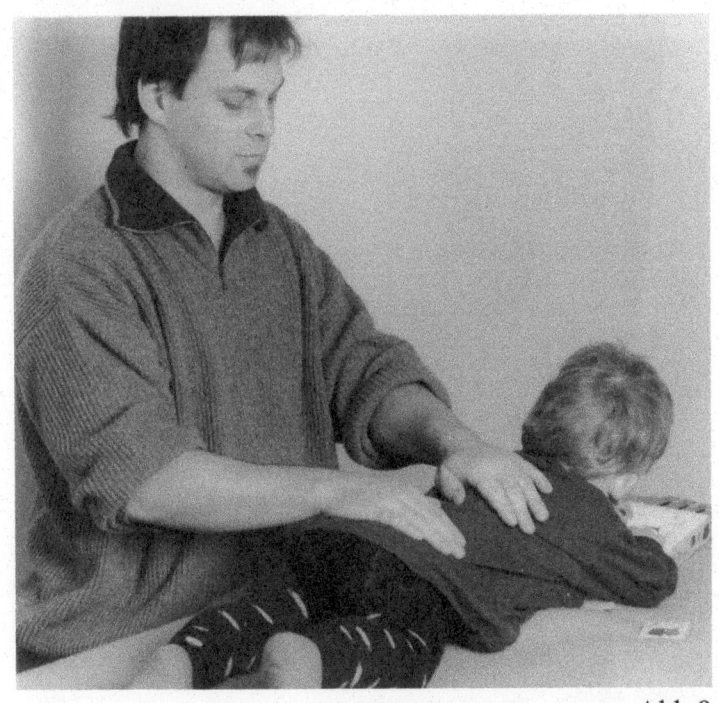

Abb.9

bekennt sich dadurch zu dieser Kraft und führt das dem Kind durch diesen bewussten Akt vor Augen, was für die geistige Entwicklung des Kindes eine große Rolle spielen wird. Auf der emotionalen Ebene gewinnt das Kind durch die regelmäßige innere Kontaktaufnahme und das bewusste Spüren der Achtung seitens der Mutter Sicherheit. Die tiefe Verbindung und das Loslassen sowie das Vertrauen der Mutter werden auf einer tiefen Ebene vermittelt. Zudem wird durch den Kontakt, der zwischen den Händen der Mutter und dem Körper des Kindes entsteht, eine beruhigende Sicherheit vermittelt.

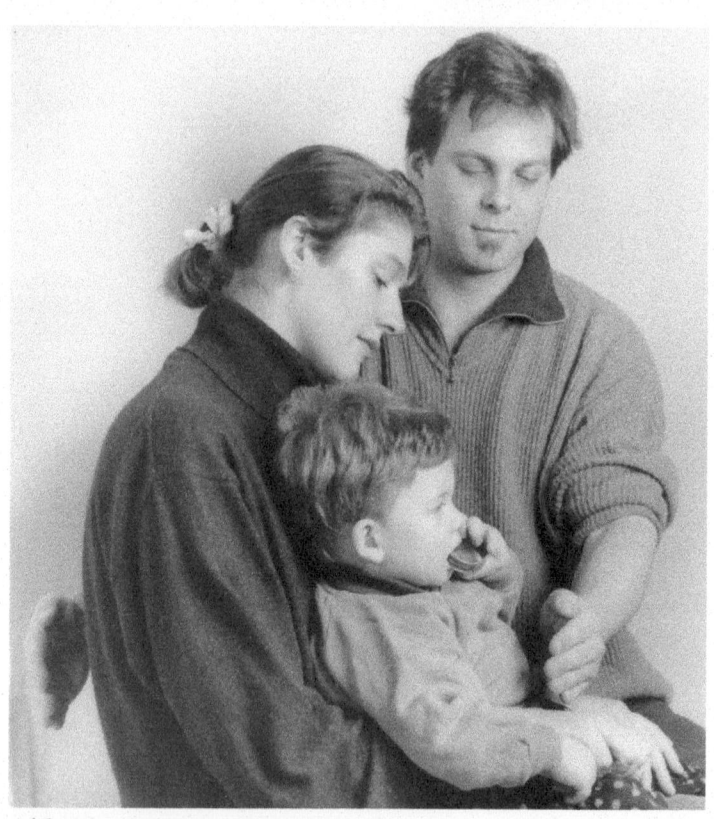

Abb.10

Gerade im Bereich von Bauch und Rücken empfinden die meisten Kinder das Handauflegen als sehr angenehm. Haben Sie also ein chronisch krankes Kind, legen Sie die Hände nicht nur auf die betroffene Stelle, sondern beziehen Sie auch immer den Bauch oder den unteren Bereich des Rückens mit ein.

Beim Kleinkind können der Bereich des Sonnengeflechts (oberhalb des Nabels) und der Beckenbereich mit einer Hand bedeckt werden, bei größeren Kindern legen Sie eine Hand auf das

Sonnengeflecht und die andere auf den Beckenbereich. Das Gleiche gilt für die entsprechenden Stellen auf dem Rücken.

Der untere Bauch-/Lendenwirbelbereich ist wichtig, um das Immunsystem des Kindes zu stärken. Ihm kommt bei hyperaktiven Kindern, Allergikern, Kindern mit Schlaf- oder Darmstörungen und Bettnässern große Bedeutung zu.

Das Sonnengeflecht sollte bei Schock oder bei einem Unfall berücksichtigt werden. In letzterem Fall halten Sie daher die Hände nicht nur über die verletzte Körperstelle, sondern legen sie auch auf das Sonnengeflecht bzw. in entsprechender Höhe auf den Rücken.

Das Sonnengeflecht ist auch wichtig bei Kindergarten- und Schulstress, Eifersuchts- und Machtproblemen zwischen Geschwistern, Vater-Kind-Problemen und bei Kindern, die unter der gespannten Beziehung ihrer Eltern leiden. Wie ich festgestellt habe, bekommen Kinder, deren Eltern Machtkämpfe miteinander austragen, mit etwa vier bis fünf Jahren Blockaden im Sonnengeflecht. Die Kinder haben eine Spannung in sich, da sie zwischen den Elternteilen auszugleichen versuchen. Erst wenn sich die Eltern bewußt werden, wie sehr sie energetisch mit ihren Kindern verbunden sind, können sie, glaube ich, Schritte unternehmen, um die Kinder zu entlasten. (siehe Kap. Familie, Seite 85)

Nachdem Sie Ihre Hände etwa fünf Minuten an diesem Bereich hatten, gehen Sie, sofern Bedarf besteht, weiter zum Brustbereich.

Brustbereich und Hals (Abb. 11-15)

Auch der Brustbereich kann, ähnlich wie der Bauch, in entsprechender Höhe über den Rücken erreicht werden.

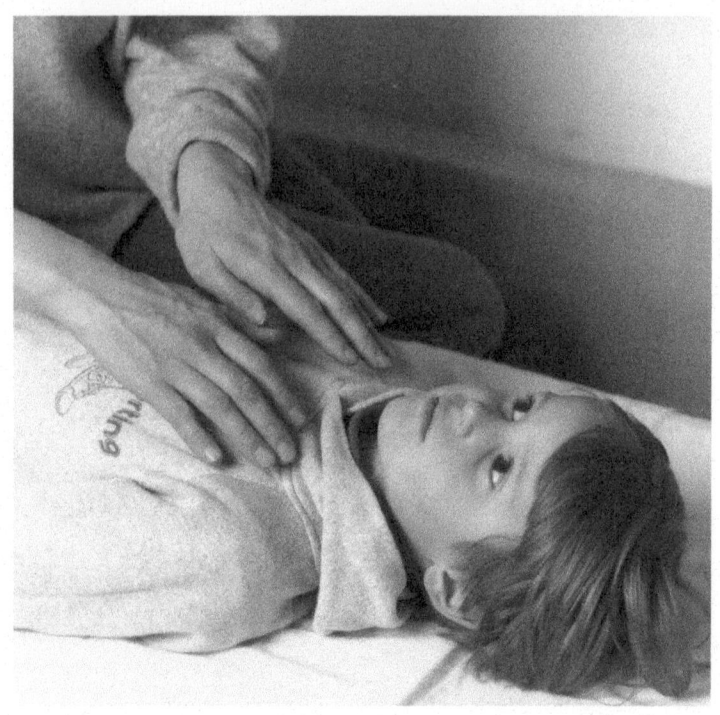

Abb.11

Möglicherweise ist dieser Bereich ebenfalls empfindlich. Gerade Menschen mit Atemwegserkrankungen spüren manchmal einen unangenehmen Druck, wenn die Hände vorn aufgelegt werden. Deshalb ist es mitunter auch hier sinnvoll, die Hände nicht auf den Körper zu legen, sondern sie im Abstand von fünf bis zehn Zentimetern darüber zu halten. Fühlt sich ein Kind unwohl, wenn Sie die Hände vorn über diesen Bereich halten, können Sie es von hinten behandeln, wo es leichter möglich ist, die Hand direkt aufzulegen, ohne dass das Kind diese als unangenehm empfindet.

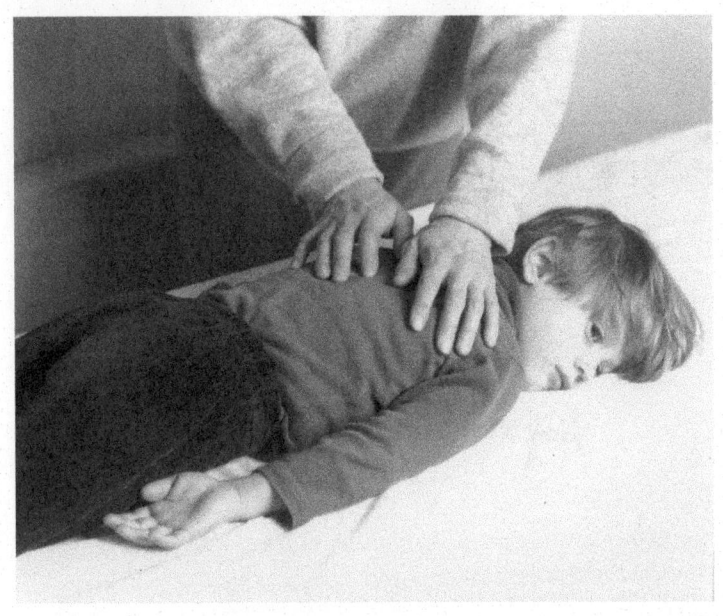

Abb.12

Kinder mit Atemwegserkrankungen sind im wahrsten Sinne Kinder, die "viel Luft brauchen". Aber jedes Kind ist anders, und was dem einen reicht, empfindet ein anderes als Enge.

Wenn Sie ein Kind mit einer chronischen Atemwegserkrankung haben, achten Sie darauf, dass es wirklich die Möglichkeit erhält, sich zu entfalten. Bedenken sie dabei, dass die Maßstäbe, die wir Erwachsenen aus irgendwelchen Gründen setzen, dem einzelnen Kind oft nicht gerecht werden. Ein solches Kind braucht die Möglichkeit, sein "Ich" auszudrücken, vielleicht mehr als andere. Achten Sie also darauf, wie sie das Kind unterstützen können, damit es das, was in ihm ist, ausdrücken kann, und wo Sie es vielleicht durch Ihre eigenen Vorstellungen einschränken.

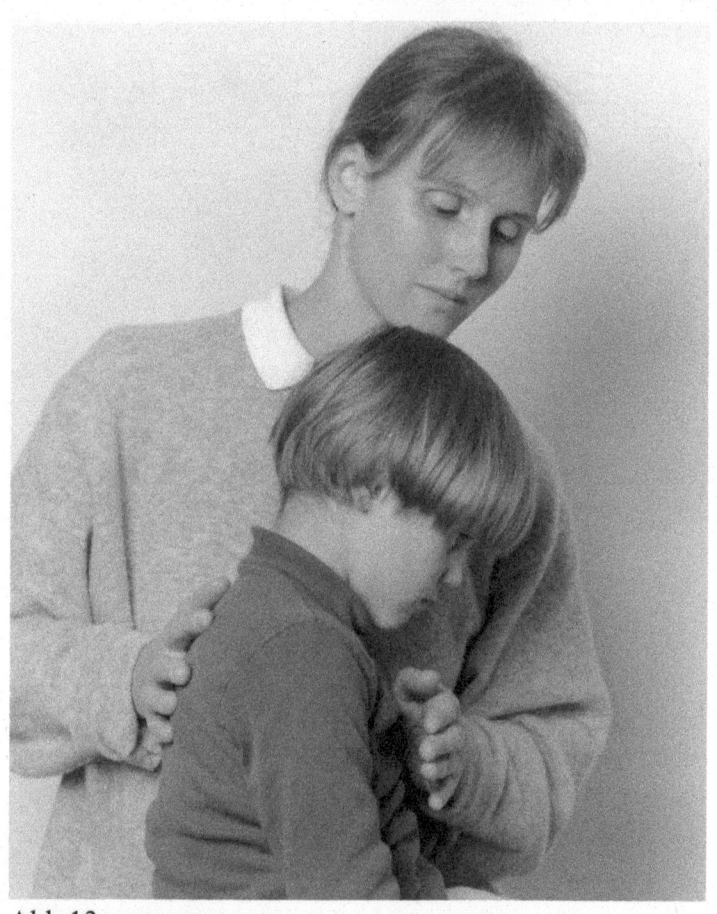

Abb.13

Beim Handauflegen ist gerade bei einem Kind wie diesem der Moment des Loslassens seitens der Eltern wichtig.
Im Zusammenhang mit dem Brustbereich möchte ich noch den Hals erwähnen. Wenn Ihr Kind chronische Beschwerden im Halsbereich hat, können Sie eine Hand in den Nacken legen und

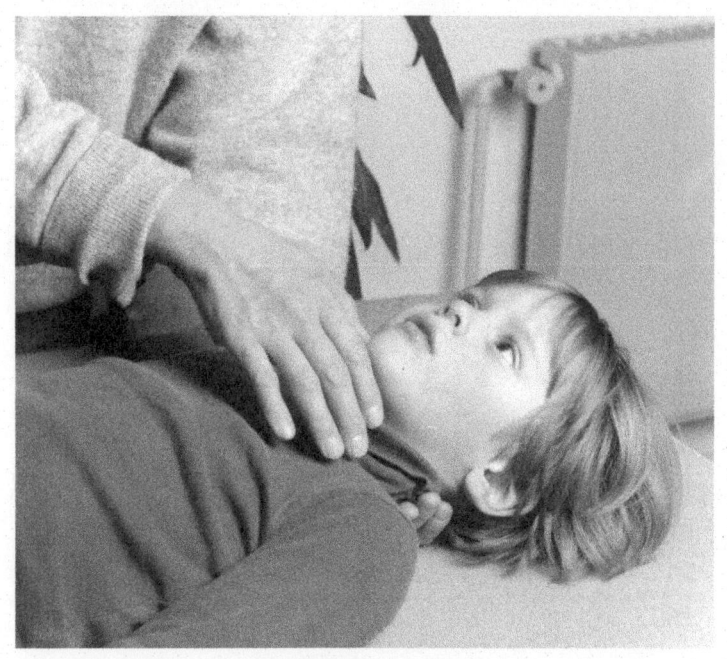

Abb.14

die andere mit fünf bis zehn Zentimetern Abstand vorn über den Hals halten. Vielleicht sollten Sie einmal darauf achten, ob Ihr Kind die Möglichkeit hat, zu tun, was ihm Spaß macht. Mitunter ist der Terminkalender von Kindern völlig überfüllt, weil die Eltern feste Vorstellungen haben, was ihre Kinder außerhalb der Schule noch lernen sollten, und den Kindern bleibt wenig Zeit zu wirklicher Entspannung. Wenn Kreativität und Ausdruck der Kinder aber nicht unterdrückt werden sollen, ist es wichtig, dass sie sich in den Augenblick vertiefen und entstehen lassen können, was aus diesem Augenblick kommt. In unserer reizüberfluteten Gesellschaft brauchen Eltern viel Bewußtsein und Kraft,

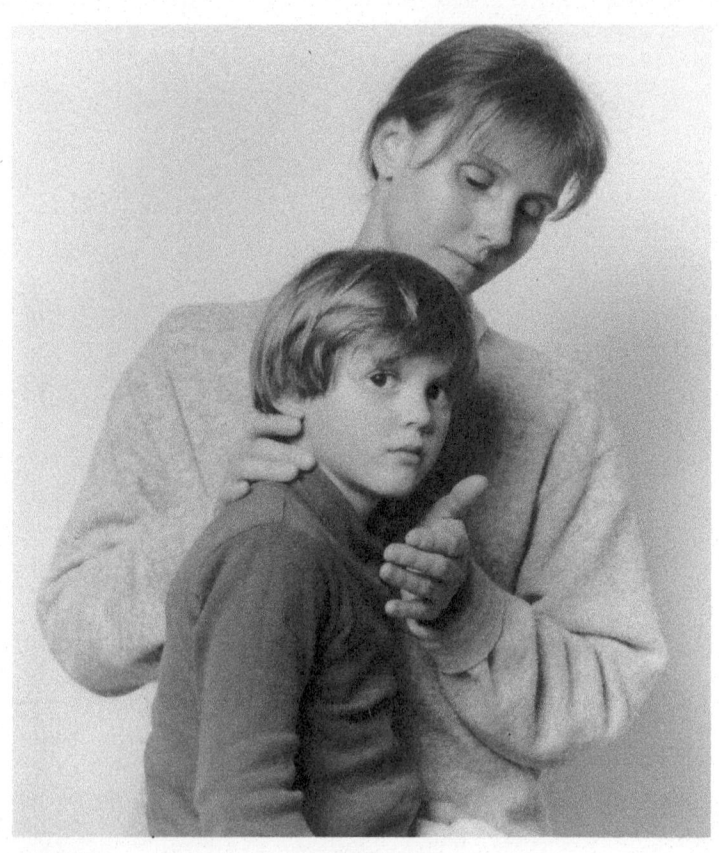

Abb. 15

um Ihren Kindern Zeit und Raum dafür zu geben. Zum Halsbereich gehören auch Kommunikation und Ausdruck der Gefühle. Wenn Ihr Kind Probleme im Halsbereich hat, schauen Sie
bitte auch nach, ob es hier nicht zu kurz kommt. Auch die Ohren werden dem Halsbereich zugeordnet. Bei Ohrenschmerzen,
halten Sie die Hände nicht nur über die Ohren (Abb. 6), sondern
auch über den Hals und den Nacken (Abb. 14 und 15).

Fragen und Antworten zur Praxis

Frage:
Stört Kleidung?
Antwort:
Nein sie stört nicht.

Frage:
Wie oft soll ich meinem Kind die Hand auflegen?
Antwort:
Kinder, insbesondere kleine Kinder, sind sehr offen. In der Regel reichen deshalb pro Tag 10 bis 15 Minuten aus. Wenn aber Ihr Kind, beispielsweise aufgrund von Juckreiz, sehr schlecht schläft oder unter Hustenanfällen leidet, haben Sie vielleicht das Bedürfnis, ihm öfter die Hand aufzulegen. Dies sollten Sie ruhig tun, denn Sie können damit nichts falsch machen. Wichtig ist nur, ungeachtet dessen regelmäßig jeden Tag eine Hauptbehandlung durchzuführen, weil es einfacher ist, die notwendige Ruhe zu finden, wenn keine starken Symptome vorhanden sind. Bei größeren Kindern sollte man einen Rhythmus vereinbaren, der für Eltern und Kind stimmt. Möglicherweise ist es für ältere Kinder besser, die Behandlung auf 20 Minuten auszudehnen, sie dafür aber nur zweimal in der Woche durchzuführen. Wieder gilt die Grundregel, dass alle Beteiligten einverstanden sein und sich wohl fühlen müssen. Man könnte beispielsweise einen Plan für drei Wochen aufstellen und dann wieder miteinander reden, wie es weitergeht.

Frage:

Ich schaffe es nicht, mich zehn Minuten zu konzentrieren. Was soll ich tun?

Antwort:

Wichtig ist nur, dass Sie sich während des Gebetes konzentrieren. Anschließend können Sie sich einfach entspannen. Kommen Ihnen dann andere Gedanken in den Sinn, macht das nichts. Ich stelle in meinen Kursen immer wieder fest, dass sich gerade hier viele Menschen blockieren, weil sie sehr hohe Ansprüche an sich stellen. Alle, die sich mit Meditation befasst haben, wissen, wie lang und schwierig der Weg ist, bis man es schafft, auch nur ein paar Minuten frei von Gedanken oder Gefühlen zu sein. Manche Menschen legen in diesem Zustand der Meditation die Hände auf. In England gibt es aber auch HeilerInnen, die so überzeugt davon sind, nur Kanal für die göttliche Kraft und selbst überhaupt nicht aktiv zu sein, dass sie mit ihren Klienten während des Handauflegens über das Wetter oder über Autos reden. Ich will hiermit deutlich machen, dass es mehr auf die Entspannung ankommt, egal wie sie aussieht. Für manche heißt Entspannung, still bei der eigenen Atmung zu sein, für andere, nebenher zu plaudern. Einige Menschen sagen, ihnen würden in diesem Zustand immer wieder Gebete einfallen. Auch das ist in Ordnung. Wichtig ist, dass Sie sich nicht verkrampfen und die Kraft einfach strömen lassen. Es ist immer möglich, still bewussten Kontakt zur göttlichen Kraft aufzunehmen und diese in das Kind strömen zu lassen, etwa wenn Sie es gerade auf dem Schoß haben und ihm vorlesen. Mit der Zeit stellen Sie dann fest, dass alles wie ein Reflex wird, der zum Leben gehört. Und Sie werden immer durchlässiger und entspannter.

Frage:

Muss ich etwas in den Händen spüren?

Antwort:

Nein. Das ist nicht notwendig. Als ich unsere Tochter zu behandeln begann, spürte ich lange überhaupt nichts in meinen Händen, und der Heilungsprozess fand trotzdem statt. Manche Menschen spüren bereits beim ersten Mal erstaunlich viel, bei anderen bedarf es eines längeren Sensibilisierungsprozesses. Wenn Sie nichts in Ihren Händen spüren, dann liegt das nur daran, dass Sie die Energie noch nicht wahrnehmen können. Es bedeutet nicht, dass nichts passiert. Natürlich fällt es leichter, daran zu glauben, wenn Sie die Energie als Wärme oder Prickeln in den Händen empfinden. Doch sollten Sie auch fortfahren, wenn Sie diese Empfindung nicht haben. Machen Sie geduldig weiter. Überprüfen Sie nur immer wieder ob ihre Hände wirklich locker und entspannt und die Finger leicht gespreizt sind. Mit der Zeit entwickeln Sie dann eine höhere Sensibilität und können die Energien besser wahrnehmen, aber mit der Wirkung der heilenden Kraft hat all dies nichts zu tun.

Frage:

Wird mein Kind etwas spüren?

Antwort:

Auch dies ist eine Frage der Sensibilität. Manche Kinder spüren Wärme oder ein Prickeln, manche beginnen zu lachen, andere kommen in eine tiefe Entspannung oder schlafen ein. Einige sind die ersten Male begeistert, empfinden mit der Zeit aber Langeweile und würden lieber eine Gutenachtgeschichte hören. In letzterem Fall vereinbaren Sie mit dem Kind, dass Sie ihm die Hände während des Schlafes auflegen. Darüber hinaus bietet sich auch die Fernheilung als Möglichkeit an (s. Seite 78).

Die Bedürfnisse der Kinder ändern sich oft mit der Zeit. Für manche Kinder ist es am Anfang schwierig, zehn Minuten ruhig zu liegen, aber es kann sein, dass sie irgendwann diese Zeit zu genießen beginnen. Entscheidend ist, ob ein Kind sich wohl fühlt. Falls Sie ein sehr aktives Kind haben, das nur schwer zehn Minuten ruhig daliegen kann, ist es ratsamer, ihm die Hand während des Schlafes aufzulegen. Dennoch sollten Sie immer wieder ausprobieren, ob nicht eine Veränderung stattgefunden hat und das Kind die Behandlung nun bewußt erleben und genießen kann.

Gerade bei Hyperaktivität habe ich häufiger erlebt, dass sich das Kind zu Beginn kaum anfassen lässt, aber nach mehreren Behandlungen ist es dann so ruhig, dass die Mutter es in den Arm nehmen oder streicheln kann. Damit wird für das Kind oder auch für die Mutter ein tiefes Bedürfnis erfüllt, was wegen der Unruhe des Kindes schon lange nicht mehr möglich war.

Es gibt aber auch Kinder, die einen sehnlichen Wunsch nach Körperkontakt haben, und hier ist es sicherlich erforderlich, diesem Wunsch zu entsprechen, indem Sie die Hände auf den Körper Ihres Kindes legen, wenn es wach ist, und ihm so ein Gefühl von Geborgenheit vermitteln. Falls das Kind noch nicht zu groß ist, könne Sie es auch auf Ihren Bauch legen.

Wichtig ist stets, sich nicht an irgendeinen starren Ablauf zu klammern, sondern auf die Bedürfnisses des Kindes einzugehen und zu versuchen, das Handauflegen so zu gestalten, dass es Ihnen und Ihrem Kind dabei gut geht.

Frage:

Soll ich weiterhin Medikamente geben?

Antwort:

Es ist selbstverständlich, dass Medikamente grundsätzlich nur nach Absprache mit dem behandelnden Arzt abgesetzt werden können. Immer mehr Ärzte und Ärztinnen erkennen aber, wie wenig wirksame Mittel der Schulmedizin gegen chronische Krankheiten zur Verfügung stehen. Es gibt daher durchaus Ärzte, mit denen man über geistige Heilung sprechen kann. Wenn Sie sich entschließen, mit Ihrem Kind diesen Weg zu gehen, wäre es wichtig, dass Sie sich mit Ihrem Arzt besprechen.

In England, wo es eher selbstverständlich ist, dass Mediziner-Innen und HeilerInnen miteinander, nicht gegeneinander arbeiten, wurde festgestellt, dass die Nebenwirkungen von schulmedizinischen Methoden deutlich vermindert werden können, wenn eine Heilerin oder ein Heiler hinzugezogen wird. In vielen englischen Krankenhäusern machen deshalb beispielsweise die Ärzte darauf aufmerksam, dass nach der Bestrahlung von Tumoren weniger Nebenwirkungen auftreten können, wenn ein spiritueller Heiler an der Behandlung beteiligt wird. Wenn Sie also einen Arzt oder ein Ärztin finden, der/die für diesen Weg offen ist, muss es nicht heißen: Schulmedizin oder geistige Heilung. Vielmehr ist beides möglich, beides hat seine Berechtigung, und das eine schließt das andere auf keinen Fall aus. In vielen Bereichen können wir wirklich froh und dankbar dafür sein, dass es die Schulmedizin gibt, genauso sind da aber, meine ich, Bereiche, in denen es um eine Änderung von Grundstrukturen geht und wo eine Symptombehandlung nicht ausreicht. Oft können Symptombehandlungen und tiefe innere Veränderungen gleichzeitig erfolgen. Ich denke, wenn parallel zu einer Symptombehandlung eine Bewusstseinsveränderung durch geistige Heilung stattfindet, haben beide ihre Berechtigung.

Ich wünsche mir sehr, dass wir bald auch in Deutschland bei den Menschen, die sich berufen fühlen, anderen zu helfen, zu dieser Offenheit und gegenseitigen Toleranz finden. Ich stelle mir ein Team von Menschen vor, die alle auf ihrem Gebiet kompetent sind und denen es nicht darum geht, wer die Heilung bei dem Heilsuchenden bewirkt, sondern darum, dass ganzheitliche Heilung erfolgt. Dann könnte bei einem Kranken die Heilung durch die Hände des Heilers geschehen, durch den Arzt, der das richtige Mittel findet, durch eine bewusste Erkenntnis seitens des Kranken, die seine Selbstheilungskräfte aktiviert, oder vielleicht durch ein Zusammenwirken von allen drei Dingen. Wir sind hier in Deutschland noch am Beginn dieses Weges, ich möchte Sie aber ermuntern, den Mut aufzubringen, Ärzte anzusprechen und den Arzt zu suchen, der zu Ihrem persönlichen Weg gehört. Dann können Sie auch über solche Dinge, wie etwa das Absetzen von Medikamenten offen sprechen.

Wenn Sie bei Ihrem Arzt kein Verständnis finden, werden Ihnen Gespräche mit anderen Müttern sicher Hinweise geben, wo Sie ein offenes Ohr finden können. Es gibt genügend Ärzte, die sich beispielsweise mit Homöopathie beschäftigt haben und wissen, dass Krankheiten und Symptome, die nur unterdrückt werden, in irgendeiner Form wieder auftreten und dass Krisen oft notwendig sind, damit Heilung stattfinden kann. Solche Ärzte wären sicherlich die richtigen Begleiter für die Methode des Handauflegens. Die Erfahrung zeigt, dass Ärzte aufgeschlossener werden, wenn Eltern offen mit ihnen über ihr Vorhaben reden.

Hierfür findet sich ein gutes Beispiel in den Berichten im Anhang (s. Seite 119).

Frage:
Die Symptome haben sich nach dem Handauflegen verschlimmert. Was soll ich tun?

Antwort:
Manchmal ist es, wie in der Homöopathie, notwendig, dass zunächst eine Verschlechterung eintritt, bevor sich die Symptome bessern. *Bei kritischen Zuständen - beispielsweise bei Atemwegserkrankungen oder Krämpfen - muss selbstverständlich ein Arzt geholt werden.* Bis er eintrifft, können Sie Ihrem Kind die Hand auflegen. Auch in Situationen, die nicht bedrohlich sind, gibt es Sicherheit, wenn ein Arzt sie begleitet.

Wurden in der Vergangenheit Symptome (beispielsweise durch Kortison) unterdrückt, muss der Körper zuerst die Gifte ausscheiden, was möglicherweise eine Krise hervorruft. Doch wie sich die Symptome auch entwickeln, es ist wichtig, dass die Behandlung mit Regelmäßigkeit und Geduld jeden Tag durchgeführt wird.

Eine große Hilfe sind Gruppen, in denen sich Mütter beziehungsweise Eltern gegenseitig unterstützen. Wenn jemand diese Phase schon durchlaufen und Vertrauen gewonnen hat, verfügt dieser natürlich über gute Voraussetzungen, andere in diesem Prozess zu begleiten. Überdies kommt, wie ich glaube, hier auch dem Vater eine wichtige Rolle zu. Er sollte die Mutter zum Weitermachen ermutigen.

Frage:

Meine Kind ist schon etwas älter. Wie soll ich ihm erklären, was ich mit ihm vorhabe?

Antwort:

Oft geht es bei dieser Frage weniger um das Kind als um die Unsicherheit der Eltern. Kinder sind im Hinblick auf Gebete und Gott erstaunlich unkompliziert und brauchen keine großen Erklärungen. Sagen Sie ihrem Kind einfach, Sie wollten für Liebe, Licht und Heilung beten und ihm die Hand auflegen. In den meisten Fällen bewirkt die natürliche Neugier des Kindes, dass es sich wenigstens einmal hinlegt, um herauszufinden, wie das denn nun ist. Danach können Sie mit dem Kind darüber sprechen, was es empfunden hat, und fragen, ob es einverstanden ist, wenn Sie die Behandlung regelmäßig durchführen.

Frage:

Meine anderen, gesunden Kinder möchten auch, dass ich ihnen die Hand auflege. Spricht etwas dagegen?

Antwort:

Nein nichts. Kinder stehen diesen Dingen oft viel näher als Erwachsene, die die Verbindung zum Geistigen häufig nicht mehr wahrnehmen. Sie sind sehr offen und gehen ganz natürlich damit um. Manchmal sieht es so aus, als ob ein Kind diesen Wunsch nur äußert, um besseren Kontakt mit der Mutter zu bekommen oder mehr Aufmerksamkeit von ihr zu erhalten. Es stellt sich dann aber oft heraus, dass auch in den "gesunden" Kindern positive Veränderungen stattfinden - und sei es in der Beziehung zum kranken Kind. Häufig gibt es nämlich Eifersüchteleien, wenn ein krankes Kind viel Aufmerksamkeit fordert. Wünscht sich ein Kind also, dass Sie ihm die Hand auflegen, sollten Sie ihm diesen Wunsch erfüllen, auch wenn es keinen offensichtlichen Anlass gibt.

Frage:
Kann ich mir selbst die Hand auflegen?

Antwort:
Natürlich ist das möglich, und der Vorgang ist der gleiche. Nach dem Gebet legen Sie die Hand auf eine Stelle, an der Sie das Gefühl haben, dass es gut tut. (Da mir immer klarer wird, welch wichtige Rolle die Verfassung der Eltern bei der Krankheit eines Kindes spielt, gehe ich in einem eigenen Kapitel, auf Seite 98, noch genauer auf die Selbstheilung ein.) Auch bei älteren Kindern ist dies sicher eine Möglichkeit, die Heilung zu unterstützen. Neben der Behandlung durch die Mutter legt sich das Kind selbst die Hand auf den Bauch. Wenn es dies vor dem Schlafengehen tut, nimmt es den Heilungsvorgang mit in den Schlaf.

Frage:
Gibt es noch etwas, das ich im Zeitraum der Behandlung beachten muss?

Antwort:
Wichtig ist, dass Sie versuchen, sich während des dreimonatigen Behandlungszeitraumes (s. Seite 37) innerlich auf das Handauflegen einzustellen und sich wirklich genug Zeit und Raum zu geben, um es mit Ernsthaftigkeit durchführen zu können. Auch wenn Sie beim eigentlichen Heilungsvorgang mit dem eigenen Willen nichts erreichen, können Sie sehr wohl willentlich günstige Bedingungen schaffen, damit Heilung stattfinden kann. Dies

bedeutet beispielsweise, dass eine feste Zeit für das Handauflegen reserviert und es nicht zwischen Tür und Angel ausgeführt wird.

Gerade am Anfang werden Sie vielleicht feststellen, dass Sie vor jedem Handauflegen ein paar Minuten brauchen, um sich zu sammeln. Es ist eine sehr gute Hilfe, die Minuten vor Beginn ganz bewußt zu erleben. Sagen Sie beispielsweise innerlich zu sich: "Jetzt gehe ich ins Kinderzimmer, ich ziehe die Bettdecke des Kindes zurück, ich helfe ihm in sein Bettchen und decke es zu", usw. Somit konzentrieren Sie Ihre Aufmerksamkeit immer mehr auf das, was Sie tun. Wenn Sie dann so weit sind, das Gebet zu sprechen, sind Sie ziemlich konzentriert.

Vielleicht wollen Sie auch im Zeitraum der ersten drei Monate wirklich der Beziehung zu Ihrem Kind mehr Aufmerksamkeit widmen. Dies kann bedeuten, dass Sie mehr Zeit und Raum für die Beziehung schaffen, indem Sie weniger andere Dinge tun. Wenn Sie aber bisher ständig nur mit Ihrem Kind zusammen waren, könnte das genaue Gegenteil notwendig sein. Möglicherweise brauchen Sie mehr Zeit für sich, um leichter loslassen zu können. Oder vielleicht müssen Sie bewußt nach etwas suchen, das Ihnen Spaß macht, und das Familienleben umorganisieren, um Zeit für eine kreative Beschäftigung zu finden. Es geht einfach darum, die ersten drei Monate des Handauflegens so zu gestalten, dass sich die Beteiligten möglichst wohl fühlen, und Gelassenheit und Raum für Veränderungen zu schaffen, damit Heilung stattfinden kann.

Auf der körperlichen Ebene ist es wichtig, dass alle Beteiligten viel trinken, da während des Behandlungszeitraums Gifte freigesetzt werden, die der Körper ausscheiden muss. Als hilfreich hat sich auch tägliches Einreiben mit kaltgepresstem Olivenöl im Kreuzbeinbereich des Kindes erwiesen. Es sollte drei bis fünf Minuten dauern und mit kreisenden Bewegungen im Uhrzeigersinn erfolgen. (In seltenen Fällen vertragen Kinder allerdings Olivenöl nicht.)

Frage:
Wie lange dauert es, bis eine Besserung eintritt?
Antwort:
Auch hier gilt, dass die Wirkung bei verschieden Kindern unterschiedlich ist. Wie schon erwähnt, ist es günstig, wenn Sie sich vornehmen, die Behandlung über einen Zeitraum von drei Monaten durchzuführen. Auf diese Weise fällt auch der Druck weg, dass sofort eine Wirkung eintreten muss.
Die Besserung kann sich auf unterschiedlichste Weise manifestieren. Nachfolgend sind Beispiele für Neurodermitis gegeben:

- Das Kind wird ruhiger, schläft besser, der Juckreiz scheint nachzulassen. Mit der Zeit zeigt sich die Besserung auch auf der Haut. Die Flecken werden kleiner, sind weniger aggressiv, die offenen Stellen gehen zurück, und langsam verschwinden sie ganz.
- Nachdem man mit dem Handauflegen begonnen hat, tritt eine Verschlechterung der Symptome ein. Die Neurodermitis dehnt sich auch auf bisher nicht betroffene Hautflächen aus. Die Symptome breiten sich über das Gesicht bis zur Kopfhaut aus. Danach beginnen sie wieder über Gesicht, Hals und Rücken zurückzugehen. Oft sind Hände und Füße die letzten Stellen, die noch krank sind.

- Es tritt verhältnismäßig schnell innerhalb einiger Tage oder einer Woche eine Besserung ein, und die Haut gesundet. Dann aber kommt es zu einer Krise, zu einem neuen Schub, und die Symptome verschlimmern sich. Danach klingen sie wieder ab. Möglicherweise treten immer wieder Schübe auf, doch mit der Zeit werden die Abstände größer, und die Haut erholt sich nach einem Schub sehr rasch. Hier ist es wichtig, über einen längeren Zeitraum geduldig fortzufahren und immer wieder zurückzuschauen, um zu sehen, dass insgesamt eine Besserung stattfindet. Dann wird man nicht bei jedem Schub verzweifeln und an Aufgeben denken.

- Manchmal geht die Besserung ganz gut voran, aber dann bekommt das Kind einen Zahn oder eine Erkältung, und die Symptome werden schlagartig wieder schlimmer. Hier ist es wichtig, zu erkennen, dass es sich um eine Ausnahmesituation handelt, um eine Stress-Situation für den Körper, auf die das Kind mit einem Schub reagiert. Stress-Situationen können die verschiedensten Auslöser haben. Einige Beispiele sind Impfungen, ein Umzug, Kindergarten- und Schulbeginn oder Veränderungen in der Familie. Sie sollten dennoch unbeirrt mit der täglichen Behandlung fortfahren. Mit der Zeit wird das Kind Stress-Situationen immer besser ohne Verschlechterung der Symptome durchstehen.

Oft brauchen Eltern sehr viel Kraft, um dies alles durchzustehen. Natürlich ist es sehr hilfreich, wenn sie von jemandem begleitet werden, der diesen Prozess schon hinter sich hat. Verwandte scheinen häufig nur zu sehen, wenn es zu einer Verschlechterung kommt, Besserungen nehmen sie hingegen eher selten wahr. Ist dann jemand da, der die Eltern auf die Besserungen aufmerksam macht, können sie die Schübe leichter durchstehen und weitermachen.

Nach Ablauf der drei Monate werden Sie je nach Lage der Dinge entscheiden können, ob Sie weiter täglich die Hand auflegen wollen, ob einmal wöchentlich ausreicht, oder ob Sie eine Pause machen. Möglicherweise haben Sie das Gefühl, dass eine Behandlung im eigentlichen Sinn gar nicht mehr notwendig ist. Vielleicht entdecken Sie, dass sich Ihre allgemeine Lebenseinstellung verändert hat, womit es nicht mehr erforderlich ist, die Hände extra aufzulegen. Falls eine Zeit kommt, in der Sie es für wichtig erachten, die Hände aufzulegen, können Sie ja jederzeit wieder damit beginnen.

Die Fernheilung

Fernheilung ist nichts anderes als die Fürbitte in der christlichen Tradition. Wir können die göttliche heilende Kraft nicht nur durch unsere Hände lenken, sondern auch durch unseren Geist. Dies bedeutet, dass wir unseren Kindern die Kraft auch übertragen können, wenn sie nicht bei uns sind. An der inneren Einstellung ändert sich gegenüber einer direkten Behandlung nichts, nur legen wir hier dem Kind nach dem Gebet nicht die Hand auf, sondern stellen es uns vor unserem geistigen Auge vor und schicken ihm innerlich Liebe, Licht und Heilung.

Obwohl es am Anfang schwer zu glauben ist, dass über diese geistige Ebene eine Veränderung stattfinden kann, sollten Sie es einfach versuchen und dann abwarten, was geschieht. Das Gebet hat nicht nur eine direkte Wirkung auf das Kind, sondern hilft auch Ihnen selbst bei Ihrem Umgang mit der Krankheit.

Wenn wir erkennen, welche Kraft Gedanken haben, wird uns schnell klar, dass mit Gedanken nicht nur Positives, sondern auch Negatives geschaffen werden kann. Wenn wir ein krankes Kind haben und beginnen, auf unsere Gedanken zu achten, ertappen wir uns immer wieder dabei, wie wir negativen Gedanken nachhängen. Viele von uns haben gelernt, ihre Liebe zu ihren Kindern durch Sorge auszudrücken. Wenn wir uns aber klarmachen, dass diese Sorgen etwas Negatives sind, das wir den Kindern anlasten, werden wir bewusster damit umgehen.

Für Eltern ist dies allerdings leichter gesagt als getan. Es wird einfacher, wenn Sie das Negative durch etwas Positives ersetzen. Falls Sie also wieder einmal feststellen, dass Sie negative Gedanken haben, Ihre Gedanken sich im Kreis drehen oder Sie vielleicht nicht schlafen können, weil Sie sich um Ihr Kind sorgen, unterbrechen Sie Ihre kreisenden Gedanken, indem sie das Gebet sprechen und sich das Kind vorstellen, wie es lacht und voller Licht und Liebe ist. Dann lassen Sie innerlich los, in dem Bewusstsein, dass Sie sich zur Verfügung gestellt haben und mehr nicht möglich ist.

An dieser Stelle möchte ich auf einen ganz wichtigen Punkt hinweisen. Wir Menschen bestehen nicht nur aus unserem Körper mit seinen Stärken und Schwächen, wir bestehen auch nicht nur aus Emotionen und Gedanken, sondern wir haben in uns auch einen Teil, der heil und unveränderlich ist. Diesen Teil können wir in der Meditation erfahren. Und wenn wir unser Kind durch Fernheilung behandeln, ist es wichtig, dass wir uns nicht mit seinem physischen, möglicherweise kranken Körper verbinden, sondern mit dem, was in ihm heil und ganz ist.

Um diesen Aspekt noch näher zu veranschaulichen, möchte ich von zwei Begegnungen erzählen, die für mich sehr wichtig waren. In einem Fall handelte es sich um eine Kursteilnehmerin, die ein körperlich und geistig behindertes Kind hatte. Sie erzählte, dass ihr Hauptproblem die Reaktionen der Menschen um sie herum war. Sie wurde sogar beim Einkaufen von Menschen angesprochen, die ihr ihre Meinung aufdrängten und sagten, was sie zu tun hätte. All dies stand im Widerspruch zu ihrem eigenen Gefühl, dass ihr Kind *in Ordnung* war, so wie es war. Für mich war dies eine Bestätigung dessen, was ich vor Jahren in England bei einer ganz wichtigen Begegnung mit John erlebt hatte. John war sehr schwer spastisch gelähmt und saß im Rollstuhl. Er konnte nicht sprechen und zeigte mit einem Finger auf eine Tafel mit Buchstaben, um sich mitzuteilen. Er war mit einer Frau verheiratet, die ebenfalls eine spastische Lähmung hatte, wenn auch nicht so schwer wie John. Die beiden hatten zwei gesunde Kinder und trafen gerade Vorbereitungen, in Urlaub zu fahren, als ich sie kennenlernte. Ich hatte schon gehört, dass John ein Projekt leitete, wo schwarze und weiße Jugendliche aus der Stadt, in der er lebte, zusammenkamen. John befragte mich mit Hilfe der Tafel über meine Arbeit und erklärte mir, in meinen Augen mühsam, dass ihn seine Eltern in der Kindheit von einem Heiler zum anderen gebracht hätten. Dann kam der für mich entscheidende Satz: "Ich konnte nie verstehen, warum sie das taten, ich habe mich nie als krank empfunden."

Bei diesem Satz gingen mir buchstäblich die Augen auf. Ich begann zu erkennen, dass das, was wir in unserer Gesellschaft als krank ansehen, oft gar nicht krank ist und dass es sich bei dem, was wir als gesund bezeichnen, oft gerade um das Gegenteil handelt. Dies wird mir auch immer wieder bestätigt, wenn ich das Lächeln von "sogenannten" behinderten oder kranken Kindern sehe. Sie sind für die Menschen ihres Umfeldes eine ungeheure Aufgabe, aber dennoch strahlt gerade aus diesen Kindern häufig etwas, das man wirklich als heil bezeichnen kann. Etwas vielleicht Vergleichbares erlebte ich, als ich in einem Natural Health Centre in England arbeitete und Menschen behandelte, die zunächst oft ängstlich oder verbittert wirkten. Legten sie sich dann aber zum Behandeln hin und kamen in eine tiefe Entspannung, war etwas Schönes, Ruhiges, Heiles in ihnen zu erkennen. Dieser Teil ist in allen von uns, und genau der wird bei der geistigen Heilung angesprochen. Besonders wichtig ist es bei der Fernheilung, die Aufmerksamkeit auf ihn zu richten. Wenn wir uns daher bei der Fernheilung unsere Kinder im Geiste vorstellen, sollten wir bemüht sein, sie in diesem entspannten, heilen Zustand zu sehen. Mit ihm verbinden wir uns, nicht mit dem was "krank" genannt wird. Ich weiß noch, wie schwer es mir bei unserer neurodermitiskranken Tochter fiel, wenn ich die Augen schloss, ein Bild von ihr zu sehen, das sie mit gesunder Haut lachend in der Sonne zeigte. Es bedurfte einiger Wochen Übung, bis mir dies gelang. Dadurch wurde mir deutlich, wie sehr ich mich mit ihrer kranken Haut verbunden hatte, statt mit ihrem "heilen" Teil, der letztlich natürlich viel größer war. Je mehr die Krankheit eines Kindes das Familienleben beeinflusst, desto größer ist die Wahrscheinlichkeit, dass das "Gesunde - Heile" nicht mehr wahrgenommen und angesprochen wird, und das kann in einen Teufelskreis führen. Wenn wir die Hände auflegen und auf einer tiefen Ebene in eine Einheit mit dem Kind kommen, nehmen wir automatisch diesen gesunden Teil wahr und treten in eine innere Kommunikation mit ihm. Um dies zu erreichen, bedarf es keines bewussten Vorgangs. Bei der Fernheilung aber, bei der wir uns das Kind im Geiste vorstellen, ist einige Übung notwendig, damit wir uns auf der geistigen Ebene mit dem unveränderlichen heilen Teil verbinden können. Bei der Fernheilung müssen wir unbedingt unserer inneren Einstellung Aufmerksamkeit schenken. Hier wirken wir auf einer viel subtileren Ebene, und wir müssen peinlich darauf achten, dass wir nicht etwas mit unserem Willen erzwingen wollen. Wenn ein Kind beim Handauflegen etwas als unangenehm empfindet, kann es sich mitteilen und sich wehren. Auf der geistigen Ebene ist dies nicht so einfach möglich. Insofern müssen wir bei der Fernheilung unbedingt darauf achten, dass wir dem Kind nicht etwas, das wir möglicherweise für Heilung halten, überstülpen. Es ist also vor Beginn unerlässlich, eigene Vorstellungen soweit wie möglich beiseite zu legen und nur für Liebe, Licht und Heilung zu beten.

Ich möchte an dieser Stelle kurz etwas zur Situation älterer Kinder sagen, die vielleicht nicht mehr bei den Eltern leben. Es gibt Zeiten, in denen wir für Menschen, mit denen wir eine tiefe emotionale Verbindung haben, nichts anderes tun können als eine Fernheilung. Sobald wir dies erkannt haben, sollten wir uns dem nicht länger widersetzen, sondern die Situation annehmen. Wir beten für Liebe, Licht und Heilung und lassen anschließend in dem dankbaren Vertrauen los, dass es geschieht, denn wir haben alles getan, was in diesem Moment möglich ist. Danach fällt es auch leichter, den alltäglichen Dingen nachzugehen oder, wenn die quälenden Gedanken in der Nacht kommen, einzuschlafen. Bekommen Sie beispielsweise einen Telefonanruf von einem erwachsenen Kind, und Sie machen sich danach Sorgen, versuchen Sie erst einmal kraft Ihres Willens, den Kreis der negativen Gedanken zu durchbrechen. Setzen Sie sich ruhig hin, atmen sie einige Male tief durch, bitten Sie um Liebe, Licht und Heilung für Ihr Kind und danken Sie dafür. Mit der Zeit werden Sie merken, dass es Ihnen immer leichter fällt, die Gefühle durch die Verbindung mit dem Geistigen ins Positive zu kehren. Für diejenigen, die aus irgendeinem Grund keinen Kontakt mehr mit ihren Kindern haben, kann es ein großer Trost sein zu wissen, dass auf der geistigen Ebene, auf der Raum und Zeit und sogar die Schwelle des Todes keine Rolle spielen, die Möglichkeit besteht, etwas Positives für sie zu tun. Je mehr wir uns mit diesen Dingen beschäftigen, desto stärker wird uns bewusst, dass wir auf einer tiefen Ebene mit allen und allem verbunden sind. Und um so mehr verlieren sogenannte Trennungen an Bedeutung.

Es ist mir an dieser Stelle sehr wichtig auf die Auswirkungen negativer Nachrichten einzugehen. Wenn wir beginnen die Welt als Energie wahrzunehmen, wird uns immer bewusster, dass alle Gedanken, Worte und Taten eine Wirkung haben. Und wir können uns entscheiden ob wir das Positive oder das Negative unterstützen wollen.

Wenn wir ständig dem Negativen unsere Aufmerksamkeit schenken, verleihen wir ihm dadurch Kraft. Die Situation bei manchen gesellschaftlichen Ereignissen ist uns allen bekannt - jemand erzählt etwas Negatives, der zweite erzählt etwas noch Schlimmeres, der dritte wartet schon, dass auch er seine schlimme Nachricht los wird. Hier haben wir auf einer ganz alltäglichen Ebene die Möglichkeit, bewusst aus dieser Spirale der Negativität auszusteigen und nicht mehr weiter mitzumachen. Genauso verhält es sich mit den Nachrichten in den Medien. Tag für Tag, Stunde für Stunde wird die Welt mit negativen Nachrichten überschwemmt, und die Aufmerksamkeit ist fast ausschließlich auf das Schlimme in der Welt gerichtet. Auch hier können wir unsere Energie entziehen, und etwas Positives entgegensetzen. Wir können immer für Politiker, für sogenannte Opfer und Täter in einem Gebiet beten. Wir können uns weigern wiederholt die Negativität in uns aufzunehmen und weiter zu verbreiten. Das heißt aber auf keinen Fall, dass wir Augen und Ohren vor dem Negativen verschließen sollen. Wir haben alle die Verantwortung, uns für eine gerechtere und liebevollere Welt einzusetzen.

Es heißt einen Schritt weiterzugehen und auf der geistigen Ebene Achtsamkeit zu üben - Energien bewusst wahrzunehmen und bewusst zu entscheiden, was wir energetisch unterstützen wollen und was nicht.

Die Möglichkeit der Fernheilung oder Fürbitte ist in meinem persönlichen Leben sehr wichtig geworden. Sie kann der Anfang eines Weges sein, der uns einer geistigen Realität öffnet. Ich möchte alle, die sich vielleicht angesprochen fühlen, aber an dieser Möglichkeit noch zweifeln, dazu ermuntern, sich ernsthaft mit ihr auseinanderzusetzen.

Die Familie -
Aspekte zur Rolle von Vater, Mutter und Kind bei der geistigen Heilung

Bei chronisch kranken Kindern, die meist in Begleitung ihrer Mütter zu mir kommen, wird mir immer klarer, wie wichtig die Situation der Bezugsperson für die Gesundheit des Kindes ist. Mütter und kleine Kinder sind energetisch so eng miteinander verbunden, dass sie meiner Meinung nach nur als Einheit betrachtet werden können. Und beim geistigen Heilen gibt es ein wunderbares Phänomen: Aufgrund der Krankheit ihres Kindes beginnt sich die Mutter mit geistigen Dingen auseinanderzusetzen und bewusst mit der göttlichen Quelle zu verbinden, was vielleicht genau die Veränderungen in ihr bewirkt, die notwendig sind, damit ihr Kind gesund wird.

Über die Rolle des Vaters bei der geistigen Heilung möchte ich folgendes sagen: An der Zahl der Männer, die an meinen Gruppen teilnehmen, lässt sich erkennen, das sie sich im allgemeinen schwerer damit tun als Frauen, die geistige Heilung zu akzeptieren. In die Gruppen kommen nur vereinzelt Männer, im wesentlichen bestehen sie aus Frauen.

Mitunter berichten dort Frauen auch über die Reaktionen ihrer Partner. Im Extremfall kann es sein, dass Frauen heimlich zu den Gruppen kommen und ihren Männern erzählen, sie würden eine Freundin besuchen. Am anderen Ende des Spektrums steht der etwas herablassende Kommentar des Mannes: "Na, geh' halt hin, wenn dich das interessiert."

In allen Fällen ist es jedoch ratsam, unbedingt zu respektieren, wenn der Partner nicht den gleichen Weg gehen kann oder will. Oft sind die Frauen von der Sache so begeistert, dass sie auch ihre Männer dazu überreden wollen. Aber damit erreichen sie nur das Gegenteil. Viel Erfolg versprechender ist es, wenn sie bei ihrem Kind einfach regelmäßig die Hand auflegen. Treten dann Veränderungen ein, wird die Sprache von ganz allein darauf kommen. Vielleicht hat der Mann irgendwann einmal Kopfweh oder andere kleinere Beschwerden und bittet seine Frau von sich aus, auch ihm die Hand aufzulegen. Es ist unbedingt notwendig, dass jeder seinen Weg in der eigenen Geschwindigkeit geht.

Manchmal geschieht es aber doch, dass beide Partner offen sind, und das Handauflegen wird ein Bestandteil des Familienalltags. Wenn der Vater das Bedürfnis verspürt, seinem Kind die Hand aufzulegen, ist es im Falle von kleinen Kindern und Säuglingen gerade wegen der energetischen Einheit von Mutter und Kind meiner Ansicht nach am sinnvollsten, wenn er die Hand bei Mutter und Kind gemeinsam auflegt (siehe Abb. 4 und 10). Natürlich gilt auch hier wieder die Regel, dass sich alle Beteiligten wohl fühlen sollen.

Wenn der Vater nicht selbst die Hand auflegen kann oder will, wäre es zumindest seine Rolle, die oft überlastete Mutter zu unterstützen, damit sie Zeit und Ruhe findet, dem gemeinsamen Kind die Hand aufzulegen. Überdies sollte er Verständnis dafür haben, dass bei der Mutter durch die stattfindende Reinigung möglicherweise alte emotionale Probleme wieder aufgewühlt werden. Natürlich spielt die Beziehungsfähigkeit des Partners eine große Rolle für das Wohlbefinden der Frau, was wiederum starke Auswirkungen auf das Kind hat. Paaren, die Schwierigkeiten haben, aber beiderseits ernsthaft um ihre Beziehung bemüht sind, möchte ich das Buch von Michael Lukas Moeller *Die Wahrheit beginnt zu zweit* empfehlen. Nach der darin beschriebenen Methode können Paare lernen, konstruktiv zu kommunizieren, denn gerade an Kommunikation mangelt es bei den meisten Beziehungsproblemen.

Abgesehen von der Möglichkeit, dass der Vater Mutter und Kind gemeinsam behandelt, kann er natürlich auch die Hand nur beim Kind auflegen. Peter, der auf den Abbildungen dieses Buches zu sehen ist, sagt, dass es für ihn als Mann sehr wichtig ist, bei seinem Sohn die Hand aufzulegen. Die Schwangerschaft und die Zeit nach der Geburt, in der seine Frau stillte, waren für ihn mitunter schwierig, da er das Gefühl hatte, außerhalb zu stehen. Wenn sein Sohn schrie, war natürlich nur die Mutter gefordert. Und so bekam es große Bedeutung für ihn, seinem schlafenden Sohn noch die Hand aufzulegen, wenn er erst spätabends heimkehrte. Auch seine Partnerin Jeanette sagt, es sei sehr wichtig für sie gewesen, dass er dies übernahm, nachdem sie sich den ganzen Tag mit dem Kind beschäftigt hatte. Bis heute ist es ein wichtiger Bestandteil des Familienalltags geblieben, und Peter kann sich auch nicht vorstellen, dass sich daran in Zukunft etwas ändern wird.

Ich bin sehr dankbar, wenn ich Erfahrungen von Männern höre, aber vielleicht, weil sie in meinen Gruppen in der Minderheit sind, reden sie dort nur wenig über ihre Gefühle. Ich erinnere mich gut an einen Mann, der in der Vorstellungsrunde eines

Kurses, der an drei aufeinanderfolgenden Montagen stattfand, zunächst große Skepsis äußerte. Er sei, so sagte er, nur als Begleitung seiner schwangeren Frau da, die seit einigen Wochen unter vorzeitigen Wehen litt. Als er am ersten Abend dann zum erstenmal die Hand auflegte und die Heilkraft spürte, die durch ihn strömte, war er überwältigt und zunächst tief erschrocken. Ich war unsicher, ob er wiederkommen würde, doch auch in der folgenden Woche erschien er mit seiner Frau. Wie die beiden berichteten, hatte er bei ihr regelmäßig die Hand aufgelegt, und die Wehen hatten aufgehört. Dies blieb so, bis das Kind zum errechneten Termin auf normalem Wege zur Welt kam.

Ich denke, dass viele Männer eine hohe Hemmschwelle haben, sich auf etwas Unbekanntes und Unbegreifliches einzulassen. Doch diejenigen, die sich angesprochen fühlen, kann ich nur ermutigen, es zu versuchen, denn das Handauflegen ist keinesfalls ausschließlich die Sache von Frauen. In einer Gruppe von Pfarrern und Krankenhausseelsorgern, in der es verhältnismäßig viele Männer gab, berichteten einige, dass sie beim Segnen von Menschen oft Sätze gehört hatten wie ”Sie haben gute Hände” oder ”Ihre Hände tun mir gut”. Wenn Männer in den Gruppen gemeinsam das Handauflegen üben, erzählen sie manchmal, wie gut es ihnen tut, von einem Mann liebevoll berührt zu werden oder einen Mann liebevoll berühren zu können. In unserer Gesellschaft ist das sonst nicht ohne weiteres möglich.

In Beziehungen kann das Handauflegen für die Partner zu einer wunderbaren ”anderen” Art der Begegnung werden. Am wichtigsten ist hier die spirituelle Dimension, wenn man füreinander betet. Dazu kommt eine neue Form liebevoller Berührung, die nichts mit Sexualität zu tun hat. Es kann sehr bewegend sein, wenn Paare dies das erste Mal tun.

Es ist mir sehr bewusst, dass in meinen Kursen und in diesem Buch die Möglichkeiten der Frauen stärker berücksichtigt werden als die der Männer. Doch ich kann nur über die Erfahrungen schreiben, die ich bisher gemacht habe. Ob sich in Zukunft mehr Männer entschließen werden, diesen Weg zu gehen, vermag ich im Moment nicht zu beurteilen. Wir können die Situation nur so stehen lassen, wie sie im Augenblick ist.

Wenn Mütter mich mit ihren chronisch kranken Kindern aufsuchen, sprechen wir darüber wie Schwangerschaft und Geburt verlaufen sind und wie die Mütter ihre jetzige Lebenssituation empfinden. Häufig kommt heraus, dass nicht alles so war oder ist, wie man sich das vielleicht im Idealfall vorstellt. Oft sind Beziehungsprobleme zwischen Mutter und Vater des Kindes vorhanden. Dadurch stehen die Eltern häufig selbst unter Spannung, welche die Kinder aufnehmen, ohne dass die Eltern dies wollen.

Kinder haben eine eigene Sprache, einen solchen Zustand auszudrücken, und in Verhaltensauffälligkeiten oder in körperlichen Symptomen kann diese Spannung manifest werden.

In der heutigen Zeit gibt es wertvolle Therapiemöglichkeiten, zum Beispiel die Familientherapie. Es tut gut, wenn ein Dritter, der Therapeut, aus seinem Abstand heraus hilft, manche Dinge anders sehen zu lernen, denn eine andere Sicht ermöglicht oft auch ein anderes Handeln. Zum Glück ist es heute einfacher und selbstverständlicher als früher, sich Unterstützung zu holen. Oft haben ErzieherInnen in Kindergärten und LehrerInnen geeignete Adressen von Familientherapeuten. Ich empfehle Eltern immer wieder, einen solchen Weg zu wagen.

In Gesprächen geben Mütter manchmal zu, dass sie dem Kind gegenüber Ablehnung empfinden oder in der Schwangerschaft empfanden. Da Ungeborene, Neugeborene und Kleinkinder völlig offen sind, nehmen sie diese Dinge natürlich wahr. Meiner Ansicht nach kann dies eine Unsicherheit und Angst im Kind erzeugen, die als Energieblockade im Lendenwirbelbereich beziehungsweise Beckenbereich wahrzunehmen ist.

Das Thema "Ablehnung durch die Mutter" ist äußerst heikel. Manchmal glauben Erwachsene, in gewissen Situationen bestimmte Gefühle haben zu müssen, und das Zulassen und Akzeptieren von Gefühlen, die vielleicht nicht der allgemeinen Norm entsprechen, erfordert einen Lernprozess. Von einer Frau wird erwartet, dass sie sich vom ersten Moment an, in dem sie von ihrer Schwangerschaft erfährt, auf das Kind freut. Und so entwickeln Mütter, die in der Schwangerschaft vielleicht an Abtreibung dachten, oft tiefe Schuldgefühle.

Ablehnung kann auch verschiedene andere Ursachen haben. Manche Mütter, die nun zu Hause bei ihrem Neugeborenen bleiben müssen, empfinden eine tiefe Unzufriedenheit, kommen mit der Einsamkeit, mit der Veränderung in ihrem Leben nicht zurecht und sind deshalb nicht fähig, die Liebe für ihr Kind zu spüren, die sie von sich erwarten und die auch die Gesellschaft um sie herum als selbstverständlich betrachtet. Oder eine Frau, die schon größere Kinder hat, wird erneut schwanger und verliert damit ihre gerade wiedergewonnene Freiheit. Es kommt auch vor, dass das Kind zwar sehnlichst erwartet wird, doch wenn es endlich da ist, sieht die Situation ganz anders aus, als die unerfahrene Mutter sie sich vorgestellt hat. Eine weitere Möglichkeit ist, dass die werdende Mutter zu wenig Unterstützung vom Vater ihres Kindes erhält.

Es können also die verschiedensten Gründe zu einer mehr oder minder starken Ablehnung führen. Die ganz eigene Geschichte der Mutter, das Beschäftigtsein mit ihrer eigenen Problematik können Spuren in der kindlichen Seele hinterlassen, die sich früher oder später durch das Verhalten des Kindes oder durch immer wiederkehrende physische Symptome bemerkbar machen. Mit dem Handauflegen ist die Möglichkeit gegeben, auf die dadurch entstandenen Narben einzuwirken. Wie ich glaube, tragen solche Kinder häufig eine Unsicherheit in sich, an die man anders nur schwer herankommt. Und das abendliche Handauflegen gibt auch der Mutter das Gefühl, das Geschehene wieder in Ordnung bringen zu können.

Ich glaube, dass Mütter, die in der Schwangerschaft solche ablehnenden Gefühle haben, diese nicht verleugnen, sondern sie akzeptieren und dem Kind im Mutterleib die Hand auflegen sollten, wobei sie wiederum um Liebe, Licht und Heilung für das Kind bitten. Die Gefühle der Ablehnung in der Schwangerschaft sind nicht gegen das Kind als Person gerichtet, sondern gegen die Situation, die die Schwangerschaft mit sich bringt. Grundsätzlich geht es hier, so denke ich, um Zukunftsängste. Wenn dies einmal klar ist, wird die Mutter auch erkennen, dass sie im Grunde genommen nichts gegen das Kind als Person hat. Sie kennt es ja nicht einmal. Insofern ist das Handauflegen beim Kind im Mutterleib eine Möglichkeit für die Mutter, in einer

Zeit der Verwirrung dennoch etwas für das Kind zu tun. Nachdem sie um Liebe, Licht und Heilung für das Kind gebetet hat, lässt sie los - denn mehr ist in diesem Moment nicht möglich. Meiner Ansicht nach ist es wichtig, dem Kind durch diese Handlung zu vermitteln, dass die momentane Verwirrung wegen der Schwangerschaft nichts mit ihm als Person zu tun hat.

Natürlich ist das Handauflegen während der Schwangerschaft nicht nur sinnvoll, wenn Ablehnungsgefühle vorhanden sind. Und es ist nicht nur eine wunderbare Sache, die die Mutter für ihr ungeborenes Kind tun kann, sondern auch eine Möglichkeit für den Vater des Kindes, der die Hand auf den Bauch der Mutter legen und um Liebe, Licht und Heilung für sein Kind bitten kann.

Nachdem Ungeborene, Säuglinge und Kleinkinder etwas ausführlicher behandelt wurden, möchte ich nun kurz etwas zu Kindern sagen, die etwa vier Jahre und älter sind. Hier liegen die Dinge etwas komplizierter. Sie werden sich ihrer Lage in zunehmendem Maße bewusst. Während Babys und Kleinkinder ihre Situation einfach hinnehmen und nicht in Frage stellen, fangen ältere Kinder an, sich mit anderen zu vergleichen, und machen dabei möglicherweise auch negative Erfahrungen. Gerade Kinder mit Neurodermitis beginnen die Empfindungen anderer, dass mit ihnen "etwas nicht stimmt", wahrzunehmen. Vielleicht fragen andere Kinder, was denn mit ihnen sei, und vermeiden es, sie zu berühren. Sogar Erwachsene denken manchmal irrtümlicherweise, die Krankheit wäre ansteckend. Auch merken die kranken Kinder, dass andere nach Lust und Laune essen können, während sie selbst möglicherweise strenge Diät halten müssen. Ein fünfjähriges Mädchen, das zu mir kam, konnte es nicht ertragen, wenn in ihrer Gegenwart über ihre Haut gesprochen wurde. Sie sagte immer: "Dann fängt es gleich an zu jucken."

Noch komplizierter werden die Dinge, wenn ein Kind, bewusst oder unbewusst, anfängt, die Krankheit als Mittel einzusetzen. Dann beginnt es zum Beispiel zu kratzen, wenn es nicht erreichen kann, was es erreichen möchte. Vielleicht hat es aber auch Langeweile oder will Aufmerksamkeit auf sich lenken. Ich glaube, dass die Sicherheit der Eltern eine große Rolle dabei spielt, welche Ausmaße solches Verhalten annimmt. Wenn die Eltern es selbst nicht ertragen können, die Haut ihres Kindes zu sehen oder das Kratzen zu hören, dann wird es auch für das Kind sehr schwierig sein, sich nicht in seine Krankheit hineinzusteigern.

Natürlich sind Kinder sehr unterschiedlich, doch die Frage, ob Eltern ihr Kind annehmen können, wie es ist, hat sicherlich großen Einfluss darauf, ob beispielsweise ein Kind, dessen Arme und Beine mit Neurodermitis bedeckt sind, im Sommer ungeniert in ärmellosen Hemden und kurzen Hosen spielen kann, oder ob es sein Hemdchen bis zu den Fingern hinunterzieht, damit niemand etwas sieht.

Ich glaube, dass das Handauflegen gerade hier sehr hilfreich sein kann, denn es erlaubt den Eltern eine sehr tiefe Begegnung mit dem Kind, auf einer Ebene, auf der wirklich alles heil ist. Und wenn diese Ebene mit einer regelmäßig stattfindenden Handlung angesprochen wird, entstehen dadurch innere Sicherheit und Vertrauen, die ein Gegengewicht zu den Unsicherheiten, Rückschlägen und negativen Erfahrungen des Alltags bilden.

Bei Kindern vor und während der Pubertät ist besonderes Feingefühl erforderlich. Da sich die Kinder in dem natürlichen Prozess der Abnabelung von den Eltern befinden, kann es sein, dass sie die Nähe der Mutter, die das Handauflegen mit sich bringt, gar nicht ertragen. Um hier die Grundvoraussetzung zu erfüllen, dass sich alle Beteiligten wohl fühlen, muss man manchmal erfinderisch sein. Eine Möglichkeit wären beispielsweise Rücken- oder Fußmassagen. Kinder in diesem Alter, die oft nicht viel Körperkontakt mit den Eltern haben wollen, genießen so etwas meist immer noch. In einer solchen Situation sollten die Beteiligten einfach miteinander abklären, ob Handauflegen, eine Massage - bei der still ein Gebet gesprochen wird -, das Einreiben der Füße oder was auch immer ein gangbarer Weg ist. Die Situation kann schwierig werden, wenn die Ursachen der Krankheit in mangelndem Kontakt und fehlendem Vertrauen liegen und weit in die Kindheit zurückreichen, das Kind sich jetzt aber in einer Phase befindet, in der es sich abzugrenzen lernt. Es ist problematisch, in dieser Phase etwas nachzuholen, denn sie eignet sich einfach nicht gut dazu. Mitunter ist Körperkontakt gar nicht möglich, und es bleibt nur noch die Fernheilung (s. Seite 78). Vielleicht ist aber auch eine Art Kompromisslösung denkbar: Während die Mutter in ihrem abendlichen Gebet für ihr Kind eine Fernheilung vornimmt, legt eine andere Person, etwa eine gute Freundin, die auch vom Kind akzeptiert wird, die Hand auf - wöchentlich oder in einem anderen Abstand, den alle Beteiligten als angenehm empfinden.

Ich glaube, dass hier gerade die Heilkreise, die sich in manchen Städten gebildet haben, eine Hilfe sind, denn die TeilnehmerInnen können sich gegenseitig helfen, wenn die Beziehung zwischen Mutter und Kind es aus irgendeinem Grund nicht zulässt, dass die Mutter selbst die Hand auflegt. Wichtig ist jedoch, dass die Mutter regelmäßige Fernheilungen für ihr Kind vornimmt und auch etwas für die Selbstheilung tut (s. Seite 98), damit unerledigte Dinge in ihr, die die Heilung blockieren, gelöst werden können.

Wenn ich Familien eine Zeitlang begleite, wird mir immer wieder klar, dass kranke Kinder eine Aufgabe erfüllen. Durch ihre Krankheit lenken sie häufig die Aufmerksamkeit der Menschen um sich herum auf etwas, das nicht in Ordnung ist. Und gerade bei Kleinkindern werden die Gefühle von Liebe und Hilflosigkeit, die sie bei anderen auslösen, für die Eltern oft zum Ansporn dafür, sich aus der Gleichgültigkeit zu lösen und etwas in der Familie zu verändern, etwas zu unternehmen, um die Situation zu verbessern.

Aber kranke Kinder haben meines Erachtens eine noch viel weitreichendere Aufgabe: Sie sind wie ein Aufschrei, der ein Umdenken hinsichtlich unserer Ausbeutung von Natur und Erde fordert. Nichts hat höhere Priorität, wenn wir das Leben auf unserem Planeten erhalten wollen. Eltern mit chronisch kranken Kindern haben das Recht, sich an die PolitikerInnen zu wenden und eine starke Lobby zu bilden mit dem Ziel, dass eine Umwelt, in der Kinder gesund aufwachsen können, Vorrang bekommt. Ich denke, dass gerade die Energie von fröhlichen, spielenden Kindern ein ungeheures Gegengewicht zu dem bildet, was sonst an negativer Energie in der Welt schwingt.

Heute haben wir Angst, unsere Kinder wegen Ozonbelastung und starker UV-Strahlung im Freien spielen zu lassen, wir befürchten, dass die Lebensmittel, die wir einkaufen, unsere Kinder vergiften, und stillende Mütter fragen verunsichert, ob nicht sogar die Muttermilch ihren Kindern schadet. Angst in den Eltern bedeutet Angst in den Kindern, und das Resultat sind kranke Kinder.

Fehlt die Energie gesunder Kinder in der Welt, hat dies auf uns alle negative Auswirkungen. Irgendwo muss dieser Kreislauf unterbrochen werden. Eine Welt, in der Kinder einen Platz haben, Schutz genießen und ohne Angst im Freien spielen können, ist eine Voraussetzung für das Wohlergehen aller Menschen, gleich welchen Alters. Wenn wir beginnen, unseren Kindern die Hand aufzulegen und für sie zu beten, erleben wir, dass die Kinder uns dem Göttlichen näher bringen - dem Göttlichen, das auch in uns selbst ist.

Das bedeutet aber gleichzeitig wachsende Verantwortung. Wir müssen aktiv mit dem Göttlichen für die Schöpfung arbeiten und nicht dagegen wirken oder untätig zuschauen, wie der Lebensraum unserer Kinder und Kindeskinder bedroht wird.

Gebet und Handeln gehören zusammen. Wir haben die Möglichkeit, in unseren Familien etwas zu verändern, indem wir uns für die göttliche liebende Kraft öffnen und alles, was in unserer Macht steht, tun, um Liebe weiterzugeben. Aber darüber hinaus sollten wir die Hilferufe der Kinder ernst nehmen und dafür sorgen, dass in unserer Gesellschaft andere Prioritäten gesetzt werden, damit sich unsere Gesellschaft nicht mehr an dem orientiert, was lebensfremd ist, sondern an dem, was lebensnah ist. Auch die Natur braucht unsere Kräfte, damit sie sich regenerieren kann. Denjenigen, die unmittelbar mit Kindern zu tun haben - hauptsächlich Frauen, aber auch Männern -, ist die Möglichkeit gegeben, die Gefühle, die die Krankheit ihrer Kinder bei ihnen aufwühlt - Gefühle der Angst, aber auch der Wut -, ins Positive zu kehren, indem sie die Initiative ergreifen und sich für den Lebensraum und die Rechte der Kinder einsetzen. Wir haben die Möglichkeit, an PolitikerInnen zu schreiben oder in Kindergartengruppen zu reden. Vielleicht sprechen wir zunächst nur mit einer Freundin oder Nachbarin darüber, bis uns allmählich klar wird, dass wir endlich auf die Tausende chronisch kranker Kinder hören müssen, und wir erkennen, dass das, was sie auf ihre Art fordern - einen gesunden Lebensraum -, genau das ist, was wir alle brauchen.

Die Selbstheilung

Da die energetische Verbindung zwischen Bezugsperson und Kind eine so bedeutende Rolle spielt (Rudolf Steiner etwa spricht von einer gemeinsamen feinstofflichen Hülle von Mutter und Kind), möchte ich verschiedene Möglichkeiten zeigen, wie Eltern ihre eigene Heilung fördern können.

Zuerst will ich nochmals betonen, dass Eltern bereits ganz konkret etwas für ihre eigene Heilung tun, wenn sie beginnen, bei ihren Kindern die Hände aufzulegen und für sich und ihre Kinder zu beten, beispielsweise mit dem Gebet auf Seite *23 "Möge die göttliche heilende Kraft durch uns fließen..."*. Sie schaffen dadurch eine Situation, in der die göttliche Kraft wahrgenommen wird. Dies ist Heilung - heil werden - auf einer tiefen Ebene und hat eine dementsprechend tiefgreifende Wirkung - nicht nur bei denjenigen, die direkt beteiligt sind, sondern auch bei anderen Mitgliedern der Familie, die vielleicht gar nichts mit dem Handauflegen zu tun haben.

Wenn Mütter chronisch kranker Kinder zu erkennen beginnen, dass die Krankheit ihres Kindes in engem Zusammenhang mit ihren eigenen Problemen in der Partnerschaft steht, werden sie möglicherweise leicht entmutigt, weil sie gerade in Bezug auf ihren Partner wenig Möglichkeiten für Veränderungen sehen.

Es ist nun einmal so, dass wir für den Partner oder die Partnerin beten, aber niemals von ihm/ihr verlangen können, sich zu ändern. Wir können einzig und allein die Verantwortung für uns selbst übernehmen und beginnen, bei uns etwas zu verändern.

Wenn Sie daher das Gefühl haben, dass die Krankheit des Kindes mit der Partnersituation zusammenhängt, und glauben, nichts an ihr ändern zu können, möchte ich Ihnen empfehlen, trotz dieser Zweifel mit dem Handauflegen zu beginnen. Veränderungen, die in Ihnen oder Ihrem Kind stattfinden, werden auch beim Partner Auswirkungen haben. Da zwischen Menschen ständig Energie ausgetauscht wird, besonders natürlich zwischen Partnern, werden die Veränderungen im eigenen Energiefeld Änderungen beim anderen bewirken. *Durch das Handauflegen verändert sich immer etwas*, und im Familienalltag kommt eine ganz neue Dimension zum Tragen.

Es kann also sein, dass Sie am Anfang die Hand nur bei Ihrem kranken Kind auflegen wollen, in dem Bewusstsein, dass die göttliche Kraft, während sie durch Sie fließt, auch in Ihnen Heilung bewirkt. Möglicherweise haben Sie aber den Wunsch, zusätzlich für sich eine Heilbehandlung durchzuführen. Auch bei der Selbstheilung ist die innere Einstellung, wie sie bereits ausführlich dargestellt wurde, wichtig. Rufen Sie sich immer wieder die dort beschriebenen sieben Punkte (Gebet, Kanal sein, Vertrauen, Dankbarkeit, Geduld, Loslassen und Liebe) ins Bewusstsein und überprüfen Sie, ob Ihre Einstellung noch stimmt. Die im folgenden beschriebene Übung ist durchaus auch für ältere Kinder geeignet, die aktiv etwas für ihre Heilung tun wollen. Sie kann von den Kindern in Ergänzung des Handauflegens durch Mutter oder Eltern gemacht werden. Kinder in der Pubertät, sofern sie nicht mehr von ihren Eltern die Hand aufgelegt haben wollen, können sie auch als selbständige Übung durchführen, also nicht als begleitende Maßnahme.

Die Übung kann mehrmals am Tag gemacht werden, auf alle Fälle morgens nach dem Aufwachen und abends vor dem Schlafengehen. Vor dem Einschlafen ist sie besonders wirksam, da die Gefühle von Dankbarkeit und Vertrauen mit in den Schlaf genommen werden, wo sie weiter wirken.

Übung:

(Sie kann entweder von jemandem langsam vorgelesen werden, oder Sie sprechen sie auf eine Kassette und spielen sie ab, bis Sie sie auswendig können.)

Strecken Sie zuerst den Körper und setzen oder legen Sie sich irgendwohin, wo es ruhig ist. Schießen Sie die Augen. *Pause.*

Sie atmen einige Male tief durch, um sich und Ihr Umfeld zu reinigen. *Pause.*

Stellen Sie sich vor, Ihr Körper ist schwer, und spüren Sie, wie die Erde sie trägt. *Pause.*

Entspannen Sie sich, so gut Sie können. *Pause.*

Atmen Sie Liebe ein und Frieden aus, und stellen Sie sich vor, dass der ganze Körper mit Liebe und Frieden erfüllt ist. *Pause.*

Bringen sie den Geist zur Ruhe, indem Sie sich liebend und friedvoll fühlen. *Pause.*

Sprechen Sie ein Gebet - entweder das Gebet auf Seite 23 oder ein anderes Gebet, das Ihnen geeignet erscheint -, in dem sie um die Liebe und das Licht Gottes bitten. *Pause.*

Stellen Sie sich einen Energiestrom vor, der wie ein Lichtstrahl vom allerhöchsten Lichtpunkt aus abwärts durch den Scheitelpunkt Ihres Kopfes fließt und Ihren ganzen Körper vom Kopf bis in die Zehenspitzen durchflutet. *Pause.*

Atmen Sie die warmen goldenen Strahlen der göttlichen Energie in Ihr Herz ein. *Pause.*

Spüren Sie, wie sich diese Wärme im ganzen Körper ausbreitet. *Pause.*

Legen Sie Ihre Hände auf eine Körperstelle, wo Sie das Gefühl haben, es tut Ihnen gut, und spüren Sie, wie die göttliche Heilkraft durch die Hände in diesen Körperteil fließt. *Pause.*

Genießen Sie den Frieden, die Liebe und die Wärme. Erlauben Sie dem Körper, die liebenden, heilenden Strahlen aufzunehmen. Lassen Sie ihre Gedanken und Probleme einfach wie Wolken an einem weiten lichten Himmel wegziehen. *Pause.*

Wann immer Sie bereit sind, beenden Sie die Übung, indem Sie sich zuerst auf den Herzbereich konzentrieren. Dann bringen Sie die Aufmerksamkeit in die Füße und bewegen die Zehen. *Pause.*

Reiben Sie Ihre Hände, reiben Sie Ihre Knie, strecken Sie sich, und öffnen Sie dann ganz allmählich die Augen.

In die folgenden Übungen, die ich zur Selbstheilung anbieten möchte, habe ich die Chakren einbezogen. Vielen ist das Wort Chakra, das aus dem Sanskrit kommt und "Rad" bedeutet, heute ein Begriff. Es gibt mittlerweile zahlreiche Bücher über die sieben Hauptchakren, Energiezentren, die entlang der Wirbelsäule liegen (s. Abb. 16) Wir können sie uns wie Trichter vorstellen, die sich vom Körper nach außen öffnen, und zwar - mit Ausnahme von Wurzel- und Kronenchakra - sowohl auf der Körpervorderseite wie auf der Körperrückseite. Sie nehmen Energien aus der Atmosphäre auf und erzeugen selbst Energie. Wenn sich diese Energiewirbel frei bewegen können und nicht blockiert sind, herrscht im feinstofflichen Bereich eine Harmonie, die gleichbedeutend mit einem gesunden Körper ist. Unser wunderbarer Körper, der Tag für Tag so großartig funktioniert, lässt erst dann Schmerz oder Unbehagen spüren, wenn im Energiefeld etwas nicht mehr stimmt. Blockaden im Energiefeld des Menschen sind aber schon lange vor dem Schmerz vorhanden. Hellsichtige können sie sehen, und Menschen, die viel die Hände auflegen, nehmen die Energien dieses Feldes - oder der Aura - im Laufe der Zeit mit den Händen wahr. Energiefeld und physischer Körper stehen miteinander in Wechselwirkung. Sind in der Aura Blockaden vorhanden, entstehen physischer Schmerz oder andere unangenehme Symptome, die wiederum durch Verkrampfung und Widerstand weitere Blockaden im Energiefeld verursachen. Wenn uns daher unser geduldiger Körper auf eine bestimmte Körperstelle aufmerksam macht, indem er uns dort Schmerz spüren lässt, sollten wir dies als Signal betrachten, dass dort eine Disharmonie vorhanden ist. Statt das Körperteil abzuweisen (etwa: "Das dumme Knie macht mir zu schaffen"), sollten wir zu erkennen versuchen, welche Gesetzmäßigkeiten hier wirken.

Da die Körperteile verschiedenen Chakren zugeordnet werden, die wiederum mit verschiedenen Emotionen und Bewusstseinsebenen verbunden sind, kann ein Problem in einem bestimmten Körperteil wie ein roter Faden sein der, wenn man ihm folgt, Einsicht geben kann, welche Veränderungen im Leben erforderlich sind, um die Harmonie wiederherzustellen.

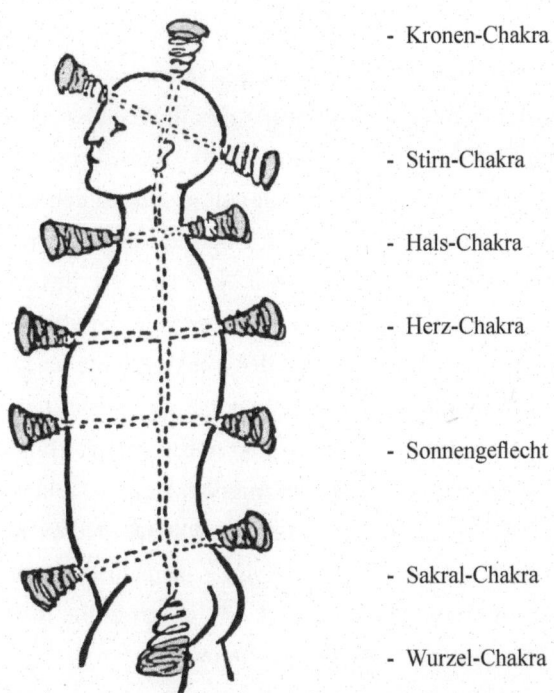

- Kronen-Chakra

- Stirn-Chakra

- Hals-Chakra

- Herz-Chakra

- Sonnengeflecht

- Sakral-Chakra

- Wurzel-Chakra

Abb.16

Da es im Leben keinen Stillstand gibt, befindet sich der Mensch in einem ständigen Prozess der Veränderung. Dies bedeutet immer neue Spannungen, ständige Anpassung und Neuorientierung. Das Thema Werden und Sterben ist in jeder Lebensphase präsent. Je klarer wir dies erkennen, desto schneller können wir reagieren, wenn eine Disharmonie besteht. Je besser wir lernen, unser eigenes Energiefeld wahrzunehmen, desto genauer können wir ermessen, ob wir mit uns selbst im Einklang leben. Wenn wir das tun und unsere Energien fließen, äußert sich dies in einem Gefühl von Leichtigkeit und Freude, von Lebendigsein. Empfinden wir hingegen alles als grau, trist und schwer, ist dies ein Zeichen dafür, dass die Energien in unserem Körper nicht frei fließen können, und mit der Zeit wird dies zur Folge haben, dass auch der physische Körper zu leiden beginnt.

Die folgenden Interpretationen der Chakren biete ich an, damit Sie die Möglichkeit haben, sich selbst zu überprüfen. In den verschiedenen Büchern über Chakren findet man zum Teil widersprüchliche Deutungen, was mit dem Bewusstsein der Interpretierenden zu tun hat. Die Jain-Buddhisten haben das Wort *syat* - was soviel wie "zur jetzigen Zeit nach meinem besten Wissen und Gewissen" bedeutet. In diesem Sinne möchte ich meine folgenden Erklärungen anbieten.

Nach jeder Beschreibung finden Sie eine Übung, die Sie machen können, wenn Sie anhand Ihrer physischen Symptome Probleme in diesem Chakrabereich feststellen.

1. Wurzelchakra - Element Erde - Riechen

Das Wurzelchakra, das am Steißbein zu erreichen ist, steht im physischen Körper in Beziehung zu allem, was fest ist, also zu den Knochen und hier vor allem zur Wirbelsäule sowie zu den Zähnen, Nägeln, Beinen und Füßen. Bei diesem Chakra geht es darum, das, was ist, anzunehmen. Menschen, die hier zu wenig Energie haben, und dies sind die meisten von uns, sollten versuchen, genügend Zeit in der Natur zu verbringen, etwa spazierenzugehen oder im Garten zu arbeiten. Sie sollten sich beobachten, ob sie wirklich konzentriert bei den Dingen sind, die sie tun. Falls nicht, sollten sie mindestens einmal am Tag ihre Aufmerksamkeit bewusst auf das richten, was sie gerade tun, also zum Beispiel wirklich mit den Gedanken und dem Bewusstsein beim Spülen, Kochen usw. sein.

Durch dieses Chakra nehmen wir die Energie der Erde auf. Der Mensch steht zwischen Himmel und Erde und kann erst ohne Gefahr in den Himmel wachsen, wenn er fest mit der Erde verwurzelt ist. Auf der Erde, im Hier und Jetzt, liegt unsere Aufgabe – genau dort, wo wir jetzt stehen, und genau bei den Menschen, mit denen wir jetzt zu tun haben. Wenn dieses Chakra in Ordnung ist, äußert sich dies in einem Grundgefühl der Zufriedenheit.

Übung:
Halten Sie mehrmals am Tage inne und erleben Sie das Hier und Jetzt. "Ich nehme diesen Augenblick wahr und nehme ihn an."

2. Sakralchakra – Element Wasser – Schmecken

Dieses Chakra ist eng mit dem Wurzelchakra verbunden. Es ist am Kreuzbein oder am Unterbauch zu erreichen. Auf der physischen Ebene steht es in Beziehung zum Darm, insbesondere zum Immunsystem, zu den Sexualorganen und zur Blase. Die Energie, die diesem wichtigen Chakra zugeordnet wird, ist, wie die des Wurzelchakras, eine fundamentale Energie, die mit unserem Leben auf der Erde in Zusammenhang steht. Von dieser Energie hängen Sexualität und Fortpflanzung des Menschen ab. Dieses Chakra hat sehr viel mit Urvertrauen zu tun. Im Gegensatz zum Wurzelchakra beginnen hier die Energien schneller zu fließen, was heißt, dass sie Veränderungen und Kreativität beinhalten. Hier geht es darum, sich mit dem sicheren Urvertrauen vom Strom des Lebens tragen zu lassen.

Wenn Mütter ihren Kindern in diesem Bereich die Hand auflegen, können sie viel zur Förderung des Urvertrauens tun. Bei den Erwachsenen geht es darum, das Urvertrauen im Göttlichen zu suchen – dies bedeutet, sich von den Erwartungen an Menschen oder von materiellen Dingen, die nur eine Scheinsicherheit bieten, zu lösen, wegzukommen von den Süchten, die wir alle haben und die uns vom wirklichen Leben abhalten. Blockaden in diesem Bereich, die bei allen Menschen mehr oder weniger vorhanden sind, haben viel mit den Erfahrungen im Mutterleib, mit der Geburt und den ersten Wochen und Monaten des Lebens zu tun.

Betrachten wir dies genauer, dann sehen wir, dass eben diese Erfahrungen mit den Eltern unsere Lebensaufgabe prägen. Es liegt in der Natur der Sache, dass Eltern, so gut sie es auch meinen mögen, immer "Fehler" machen werden, auf die die Kinder reagieren. Genau hierin aber liegen meiner Ansicht nach die Aufgaben, die Eltern ihren Kindern stellen und die diese im Laufe ihres Lebens lösen müssen. Auch in ihren späteren Beziehungen oder in beruflichen Situationen werden die Kinder immer wieder mit diesen Aufgaben konfrontiert, bis sie schließlich gelernt haben, sie zu transformieren.

Daher meine ich, dass Blockaden hier eine Herausforderung sind, und oftmals ist es so, dass uns erst Enttäuschung und Leid, die entstehen, wenn wir unser Glück in Scheinsicherheiten suchen, dazu bringen, nach etwas zu suchen, das uns nicht enttäuschen kann – und das ist die Wesenheit, die wir Gott nennen. Und erst wenn wir beginnen, diese wirkliche Sicherheit in uns zu spüren, werden wir, so meine ich, beziehungsfähig. Ist dieses Chakra kraftvoll und ruhig, haben wir ein Gefühl der inneren Sicherheit, durch das wir die Schwierigkeiten des Lebens meistern können.

Übung:
Legen Sie die Hände auf den Unterbauch und verbinden Sie sich mit dem Gefühl: "Ich habe Vertrauen in das Fließende, in Veränderungen, in das Leben."

3. Sonnengeflecht – Element Feuer – Sehen

Das dritte Chakra, das oberhalb des Nabels liegt bzw. auf entsprechender Höhe der Wirbelsäule, steht mit Leber, Galle, Bauchspeicheldrüse, Magen und Nieren in Zusammenhang. Dieser Bereich, der sowohl mit Emotionen als auch mit dem Verstand zu tun hat, macht es möglich, dass der Mensch das Triebhafte der unteren Chakren – das ganz notwendig ist, um hier auf der Erde zu leben – mit dem Verstand beeinflussen kann. In unserer Kultur ist dieser Bereich bei Menschen, die ihre Gefühle mit dem Verstand unterdrücken, oft ein Problem. Wichtige Themen dieses Bereiches sind Gefühle von Macht, Ohnmacht und Angst, die eng miteinander in Verbindung stehen.

Menschen, bei denen die Energie des Sonnengeflechts stark und ruhig ist, ruhen in ihrer Mitte, sie sind zentriert. Sie setzen natürliche Grenzen, um ihren eigenen Raum zu wahren, und respektieren den Raum anderer. Ist diese Energie stark, sind sie sich selbst treu in dem, was sie tun. Sie haben das Gefühl, in sich zu ruhen, und deshalb brauchen sie keine Gewalt auf andere auszuüben. Wenn Menschen sich aus Pflichtgefühl oder Zwängen heraus aufopfern, sich restlos verausgaben oder einer Arbeit nachgehen, die ihnen nicht entspricht, sind die Energien in diesem Bereich oft erschöpft. Diese Leere führt dazu, dass der natürliche Schutz fehlt und der Betreffende negativen Einflüssen eher ausgesetzt ist.

Auch ein Schreck oder Schock, etwa durch einen Sturz oder eine schlechte Nachricht verursacht, kann zu einer Leere in diesem Bereich führen. Um die Energie und das Gleichgewicht wiederherzustellen, können Sie die Hände auf das Sonnengeflecht legen. Dies ist auch sinnvoll, wenn sich zuviel Energie in diesem Bereich befindet. Die Ursache dafür kann sein, dass Spannung und Entspannung nicht im Gleichgewicht sind. Hierher gehört das Thema Angst: Angst vor Autorität, Angst vor Gewalt, Angst vor Verlust, Angst, die Kontrolle zu verlieren usw. All das sind Ängste, die eine Spannung im Sonnengeflecht verursachen. Wer Schwierigkeiten in diesem Bereich hat, sollte sich also mit dem Thema Macht, Ohnmacht und Angst auseinandersetzen und sich fragen: "Wo übe ich Macht aus, um beispielsweise andere zu kontrollieren, oder wo lasse ich mir meine Macht abnehmen und lebe etwas, das mir nicht entspricht?"

Übung:
Legen Sie die Hände auf das Sonnengeflecht und spüren Sie: "Ich bin in Verbindung mit meiner inneren Kraft, die keine Gewalt auszuüben braucht."

4. Herzchakra – Element Luft – Tasten

Das Herzchakra, das vorn in der Mitte der Brust beim Herzen liegt und hinten in entsprechender Höhe der Wirbelsäule, steht auf der physischen Ebene in Beziehung zum Herzen sowie zu Blut, Kreislauf, Lunge und Thymusdrüse. Verspannungen im Schulterbereich können oft zu Schwierigkeiten im Herzchakra führen. Es ist das Zentrum von Dankbarkeit, Liebe, Verzeihen und Freude. In diesem wichtigen Bereich hat der Mensch die

Möglichkeit, persönliche Liebe zu empfinden und sie darüber hinaus zu transformieren bis zur bedingungslosen Liebe. Die bedingungslose Liebe ist ein Zustand und nicht von Personen oder Situationen abhängig.

Menschen, die im Bereich des Herzens blockiert sind, haben im Leben keine Freude mehr. Es fehlt ihnen die Leichtigkeit der Luft. Hier kann es wichtig sein, die Dankbarkeit zu üben (siehe Seite 30). Doch Probleme in diesem Bereich entstehen oft durch fehlende Liebe zu sich selbst, weil man sich nicht annehmen kann, wie man ist. Menschen, die sich selbst stark unter Druck setzen und sehr viel Leistung von sich erwarten, haben oft das Gefühl, dass sie ohne Leistung nicht liebenswert sind.

Viele von uns wissen mittlerweile, dass es wichtig ist, sich selbst anzuerkennen und zu lieben. Aber ein wirkliches Gefühl von Zärtlichkeit und Liebe zu sich ist bei vielen nicht vorhanden. Vielleicht hilft es Ihnen, wenn Sie ein Bild von sich anschauen, das Sie als kleines Mädchen oder Jungen zeigt, und versuchen, für dieses Kind ein Gefühl der Zärtlichkeit zu entwickeln. Es geht darum, die harte Stelle im Herzen zu lösen, die sich aufgrund von seelischen Verletzungen gebildet hat, und die warme, fröhliche Herzensenergie wieder fließen zu lassen. Dieser Prozess, bei dem man beginnt, wieder Gefühle zuzulassen, kann einen physischen Schmerz im Herzen verursachen. Lässt man die Gefühle aber zu und sperrt sich nicht wieder dagegen, kann dies zu einer großen Leichtigkeit führen.

Zum Herzchakra möchte ich noch folgendes bemerken: Auch wenn wir uns bewußt werden, welche negativen Auswirkungen Groll und Hass auf uns selbst haben, ist damit noch nicht erreicht, dass wir von Herzen verzeihen können und uns dem anderen gegenüber entsprechend verhalten. Wenn wir wissen, dass wir verzeihen sollten, aber noch nicht dazu in der Lage sind, kann ein Gebet ein "Zwischenschritt" sein. Bitten wir auf der geistigen Ebene regelmäßig um Liebe, Licht und Heilung für den anderen, geschehen auf dieser Ebene oft Veränderungen, die sich mit der Zeit auf der physischen Ebene manifestieren können. Es kann auch eine große Hilfe sein, die göttliche Kraft darum zu bitten, indem wir sagen: "Ich kann dieser Person nicht verzeihen, tu du es für mich." Auf der geistigen Ebene spielen Raum und Zeit keine Rolle, auch nicht die Schwelle des Todes. So ist es sogar möglich, uns mit Eltern zu versöhnen, die diese Welt bereits verlassen haben.

Übung:
Verbinden Sie sich zweimal täglich nicht nur mit dem Gedanken, sondern auch mit dem *Gefühl*: "Schön, dass es mich gibt."

5. Halschakra – Element Äther – Hören

Das Halschakra steht mit Schilddrüse, Nebenschilddrüsen, Armen, Händen, Hals, Mund und Ohren in Beziehung. Hier liegt das Zentrum der Kommunikation. Wenn wir uns als Kinder nicht ausdrücken durften, wird es am Anfang vielleicht schwierig sein, diese Energie fließen zu lassen. Doch selbst die zaghaftesten Versuche bringen bereits Veränderungen. Und mit jedem Versuch, Gefühle oder Meinungen auszudrücken, wird dies leichter und selbstverständlicher. Ausdruck und Kreativität gehören ebenfalls zu diesem Chakra. Hier kann das zum Ausdruck kommen, was in jedem von uns einmalig ist. Jeder von uns ist ein besonderer, einzigartiger Mensch, der im Leben etwas auszudrücken hat. Es gibt vielleicht Zeiten im Leben – etwa wenn wir im Beruf oder in der Familie stark eingespannt sind –, in denen wir das Gefühl haben, uns nur schwer kreativ ausdrücken zu können. Die Zeit mit unseren Kindern bietet uns jedoch auf alle Fälle eine Möglichkeit dazu. Wenn wir uns darauf einlassen und die Gelegenheit wahrnehmen, haben wir die Chance, Kreatives und Spielerisches mit den Kindern zu erleben. Mit den Kindern zu malen, Steine zu sammeln, vorzulesen usw. tut nicht nur den Kindern gut, sondern auch uns selbst.

Das Kreative spielt in unserer Gesellschaft eine sehr untergeordnete Rolle, und deshalb ist es oft auch schwierig, ihm einen Platz in unserem Leben einzuräumen. Wenn wir nicht gerade ein Mozart oder ein Picasso sind, erzeugt es in uns eher Schuldgefühle, wenn wir uns die Zeit nehmen, etwas zu tun, was einfach nur Freude macht – sei es, auf einer Gitarre zu klimpern, sich über die Farben zu freuen, die beim Malen mit Wasserfarben entstehen, zu tanzen und zu singen –, um Dinge entstehen zu lassen, aus keinem anderen Grund als dem, etwas in uns zum Ausdruck zu bringen. Das Kreative, Spielerische im Menschen gehört unbedingt zu unserem Sein. Selbst wenn aufgrund der Lebenssituation dieser Strom eine Zeitlang nur als Rinnsal fließen kann, wird er erneut stark anschwellen, sobald wir wieder mehr Zeit haben und ihn pflegen. Lassen wir aber das Kreative jahrelang brachliegen, werden sich möglicherweise im Laufe der

Zeit Probleme mit Schilddrüse, Nacken und Ohren bemerkbar machen. Das Kreative in uns drängt danach, gelebt zu werden. Es ist uns gegeben worden. Nehmen wir es dankbar an und genießen wir die Freude, die daraus entsteht.

Die Energie aus diesem Chakra ermöglicht es uns, zu erkennen, dass wir geistige Wesen sind. Wir beginnen hier, unsere innere Stimme wahrzunehmen, die uns im Leben führt. Wenn wir der inneren Stimme folgen, drücken wir das Einzigartige in uns aus. Wir fangen an, einen Sinn im Leben zu erkennen. Folgen wir der inneren Stimme, beginnt unser Wille eins mit dem göttlichen Willen zu werden. "Dein Wille geschehe."

Übung:
Hören Sie regelmäßig in sich hinein, was Ihnen die innere Stimme zu sagen hat.

6. Stirnchakra – das dritte Auge

Dieses Chakra liegt zwischen den Augenbrauen und steht mit Hypophyse, unterer Gehirnhälfte und linkem Auge in Beziehung. Auch die Gedankenkraft wird ihm zugeordnet. Immer mehr Menschen erkennen, dass die Kraft der Gedanken eine Realität ist. Es wird immer deutlicher, welch kreative Möglichkeiten wir mit unseren Gedanken haben. Je bewusster uns dies wird, desto mehr Verantwortung haben wir auch für unsere Gedanken. Wenn wir uns klar zu werden beginnen, welche Gedanken wir den ganzen Tag erzeugen, müssen wir leider oft feststellen, dass sehr viel Müll darunter ist. Hier können wir alle mit Umweltschutz beginnen, indem wir zumindest erkennen, dass wir Verantwortung für unsere Gedanken tragen. Schon beim Wahrnehmen unserer Gedanken entsteht eine Veränderung, doch es wird für die meisten von uns ein langer Weg sein, bis wir keine "Müll-Gedanken" mehr produzieren. Der Beginn dieses Weges ist, dass wir die Gedanken, die wir haben, wahrnehmen und zunächst einmal akzeptieren, dass sie sind, wie sie sind. Auch wenn dann immer deutlicher wird, dass wir einen sehr langen Weg vor uns haben, können wir uns vornehmen, durch regelmäßige Meditation diesen Kreis von negativen Gedanken wenigstens zeitweise zu unterbrechen.

Dieses Chakra ist auch Zentrum von Intuition, Weisheit und Hellsichtigkeit. Hier erkennen wir, dass es überhaupt keine Trennung gibt und wir alle Teil eines Ganzen sind. Die Trennungen und Polaritäten erleben wir, weil sie wichtig sind, damit unsere Seele auf der Erde eine Entwicklung machen kann. Aber letztlich ist alles von einem Sein durchdrungen, das unveränderlich und ewig ist.

Übung:
Tägliche Meditation, in der Sie wenige Minuten still sitzen und die Gedanken sowie den Raum zwischen den Gedanken wahrnehmen. Die Gedanken ziehen wie Wolken an einem hellen, klaren Himmel vorbei.

7. Scheitelchakra (Kronenchakra)

Dieses Chakra steht in Verbindung mit der Zirbeldrüse, der oberen Gehirnhälfte und dem rechten Auge. Hier haben wir Verbindung mit dem Göttlichen – eine Verbindung, die wir niemals zerstören können, egal was wir tun.

Dieses Chakra ist je nach Bewusstseinsstufe des einzelnen Menschen mehr oder weniger entwickelt, blockieren können wir die Verbindung zum Göttlichen jedoch nicht. Wenn wir die Hand bei uns selbst oder einem anderen auflegen, nehmen wir durch das Gebet zwar bewußt Kontakt zum Göttlichen auf, tatsächlich sind wir aber immer mit ihm verbunden.

Übung:
Versenken Sie sich, um zu erfahren: "Sei still und wisse, dass ich Gott bin."

In der folgenden Chakra-Meditation, die zur Selbstheilung verwendet werden kann, wird das Bewußtsein auf die verschiedenen Chakren gelenkt. Dadurch werden Blockaden in diesen Chakren gelöst. Sie können dabei entweder die Hand auf die entsprechenden Körperstellen legen oder einfach die Aufmerksamkeit dorthin lenken.

Meditation:
(Diese Meditation kann von jemandem langsam vorgelesen werden, oder Sie sprechen sie auf eine Kassette und spielen sie ab, bis Sie sie auswendig können.)

Strecken Sie zuerst den Körper. Dann setzen oder legen Sie sich an irgendeinen ruhigen Platz hin. Schließen Sie die Augen. Atmen Sie einige Male tief durch, um sich und Ihre Umgebung zu reinigen. *Pause.*

Stellen Sie sich vor, Ihr Körper ist schwer, und spüren Sie, wie die Erde Sie trägt. *Pause.*

Entspannen Sie sich, so gut es geht. *Längere Pause.*

Atmen Sie ein, und lenken Sie Ihre Aufmerksamkeit auf das Wurzelchakra am Steißbein. Atmen Sie durch diese Stelle aus, und atmen Sie dann von hier aus ruhig weiter. *Pause.*

Spüren Sie im Wurzelchakra Wärme, die Verbindung zur geduldigen Mutter Erde. Spüren Sie, dass Sie tief mit ihr verwurzelt sind. *Pause.*

Nehmen Sie den jetzigen Augenblick wahr, und nehmen Sie ihn so an, wie er ist. *Längere Pause.*

Beim Einatmen bringen Sie die Aufmerksamkeit nun zum Sakralchakra im Beckenbereich. Atmen Sie hier aus und dann von hier aus ruhig weiter. *Pause.*

Spüren Sie hier die Wärme einer orangefarbenen Sonne, die im Becken strahlt. *Pause.*

Spüren Sie Ihr Vertrauen – Vertrauen in das Fließende, Vertrauen in Veränderungen, Vertrauen in das Leben.

Lassen Sie los, und sagen Sie ja zum Leben. *Längere Pause.*

Beim Einatmen bringen Sie Ihre Aufmerksamkeit jetzt zum Sonnengeflecht oberhalb des Nabels. Atmen Sie an dieser Stelle aus und dann von hier aus ruhig weiter. *Pause.*

Sie stärken Ihre Mitte, indem Sie sich hier eine warme, gelbe Sonne vorstellen. Spüren Sie die Wärme, sehen Sie, wie sie das ganze Sonnengeflecht mit hellem, gelbem Licht erfüllt. *Pause*.

Spüren Sie Ihre innere Kraft. Die Kraft, die in sich ruht und natürliche Grenzen setzt – die so stark ist, dass sie keine Gewalt auszuüben braucht. *Längere Pause*.

Beim Einatmen bringen Sie die Aufmerksamkeit nun zum Herzchakra. Atmen Sie hier aus und dann ruhig weiter. Schauen Sie dabei das helle Licht in Ihrem Herzen an. *Pause*.

Verweilen Sie einige Momente bei dem Gefühl: *Schön, dass es mich gibt. Längere Pause*.

Vielleicht merken Sie, dass es im Herzen wärmer und heller wird. Lassen Sie das Licht aus dem Herzen strömen, zu einem Menschen hin, mit dem Sie Probleme haben. *Pause*.

Schauen Sie, wie diese Person umgeben ist von dem Licht aus Ihrem Herzen. *Pause*.

Da diese Person ein guter Lehrer oder eine gute Lehrerin für Sie ist, können Sie vielleicht sogar Dankbarkeit spüren.

Längere Pause.

Beim Einatmen bringen Sie nun die Aufmerksamkeit zum Halschakra. Atmen Sie hier aus und dann von hier aus ruhig weiter. *Pause*.

Hier ist das Zentrum von Kommunikation, Kreativität und Ausdruck. Spüren Sie, wie der Hals weit und offen wird. Die Energie fließt bis zu den Ohren. *Pause*.

Halten Sie ein paar Momente ein und horchen Sie nach innen, was Ihre innere Stimme Ihnen zu sagen hat. Längere *Pause*.

Beim Einatmen bringen Sie die Aufmerksamkeit zum Stirnchakra zwischen den Augenbrauen. Atmen Sie hier aus und dann von hier aus ruhig weiter. *Pause*.

Hier ist das Zentrum der Gedankenkraft, der Intuition und der Weisheit. Hier erkennen wir, dass wir alle ein Teil des Ganzen sind. *Pause.*

Sehen Sie mit Ihrem geistigen Auge einige Minuten zu, wie Ihre Gedanken wie Wolken an einem klaren Himmel kommen und gehen. Nehmen Sie immer mehr den Raum zwischen den Gedanken wahr. *Längere Pause.*

Beim Einatmen bringen Sie nun die Aufmerksamkeit zum Scheitelchakra. Atmen Sie hier aus und dann von hier aus ruhig weiter. *Pause.*

Vielleicht hilft Ihnen hier die Vorstellung eines weißen Lichtstrahls - die Verbindung zum Göttlichen. Schauen Sie mit dem Wissen, dass Sie immer mit dem Göttlichen in Verbindung stehen. *Pause.*

Möge die göttliche heilende Kraft durch mich fließen,
mich reinigen, stärken, heilen,
mich erfüllen mit Liebe, heilender Wärme und Licht,
mich schützen und führen auf meinem Weg.
Ich danke dafür, dass dies geschieht. Pause.

Es kann sein, dass Sie jetzt die Hände auf eine bestimmte Körperstelle legen möchten, dort, wo es Ihnen guttut. *Pause.*

Spüren Sie, wie Licht und Liebe durch das Scheitelchakra in Ihre Hände fließen und durch die Hände in den Körper. Nehmen Sie sich soviel Zeit, wie Sie brauchen. *Längere Pause.*

Spüren Sie die Füße, bewegen Sie die Zehen. Strecken Sie sich. Nehmen Sie den Boden unter sich wahr. *Pause.*

Öffnen Sie ganz langsam die Augen.

Anhang –
Berichte und Briefe von Betroffenen

Handauflegen mit S., 8 Jahre, und Si., gerade 6 Jahre.

S.: "Wenn meine Mutter mir die Hände auflegt, merke ich, dass mir ganz warm wird, und da bin ich manchmal schneller gesund geworden. Mein Husten wird schneller besser, und ich kann leichter einschlafen. Es ist, als würde ich zu Gott beten, richtig heilig. Es wird mir dann so gemütlich."

Mutter: "Wenn ich S. die Hand auflege, spüre ich einen warmen Strom, der aus meiner Hand fließt. Ich gehe intuitiv zu den Stellen am Körper (meist Hals, Brust und Bauch), die diesen Strom aufnehmen. Ich spüre, wie S. ruhiger wird und meist einschläft. Er hatte früher sehr starke, stundenlang anhaltende, schmerzhaft trockene Hustenanfälle. Es löste sich kein Schleim von den Bronchien, oder S. brachte ihn nur mit Mühe hoch.

Seit ich jedes Mal frühzeitig die Hände auflege, sind diese Anfälle in kurzer Zeit vorbei. Der Schleim bildet sich schneller, S. hustet normal ab, der quälende Hustenreiz geht vorbei. So hat sich seit dieser Zeit keine Angina oder Lungenentzündung mehr festgesetzt, was früher zwei- bis dreimal im Jahr der Fall war. Wir haben schon lange keinen Arzt mehr gebraucht."

Si.: "Ich mag es oft, dass mir meine Mama vor dem Schlafen die Hände auflegt."

Mutter: "Auch meine Tochter reagiert auf das Handauflegen. Sie hat öfters Bauchweh, und das Auflegen erleichtert ihr das Erbrechen. Anschließend geht es ihr wieder gut, und sie kann schnell einschlafen.

Zusammenfassend kann ich sagen, dass für unsere ganze Familie das Handauflegen eine wichtige und wertvolle Sache geworden ist. Mir als Mutter gibt es Sicherheit: Ich kann etwas tun, wenn es meinen Kindern schlecht geht oder wenn sie einfach meine Nähe brauchen. Es gibt mir Vertrauen: Ich habe im Laufe dieses Prozesses gelernt, wie befreiend es ist, meine Kinder – und auch mich – an ein höheres Wesen abzugeben, unser Schicksal "in Gottes Hand" zu legen (früher hatte ich oft Hemmungen oder sogar Blockaden zu überwinden, bis ich einfach die Hand auflegte). Und es schafft eine innige Beziehung zwischen uns allen, ist Zeichen unserer Zusammengehörigkeit und Liebe geworden. Es ist unser gemeinsames Gebet, und das wirkt sich auch im Alltag positiv aus.

So gehört das Handauflegen zu unserem abendlichen Ritual, auch wenn keiner krank ist. Manchmal legen die Kinder mir die Hand auf (auch mir tut das sehr gut), und so wird ein Geben und Nehmen daraus, das den Tag friedlich ausklingen lässt."

L. – Geschichte einer Neurodermitis und ihrer Heilung durch Handauflegen.

Herbst 1990. L., unsere Tochter, anderthalb Jahre alt, ist ein sonniges, fröhliches, unkompliziertes Kind. Ihr großer Bruder verlangt sehr viel Aufmerksamkeit von mir, was ihr aber nichts auszumachen scheint.

Bis sie sich eines Tages zu kratzen beginnt: in den Armbeugen, am Rücken und am Bauch. Ich bin erschrocken und verbanne erst mal alle Kunstfaserpullover aus dem Schrank. Dann die parfümierten Hautcremes. Vom Kinderarzt bekomme ich ein juckreizstillendes Ölbad und ein sündhaft teures Pflanzenöl, das neurodermitischen Kindern helfen soll. Ich weigere mich jedoch, mir einzugestehen, dass L. Neurodermitis hat, ich spreche immer von Ausschlag. Doch der "Ausschlag" will nicht verschwinden, im Gegenteil. Ich beginne, genau zu beobachten, ob manche Mahlzeiten besonderen Juckreiz hervorrufen, und streiche erst einmal L.s Lieblingsobst vom Speiseplan. Das verstärkt aber den Ärger von uns beiden: L. möchte Mandarinen essen, und ich möchte nicht, dass sie sich ständig kratzt! Statt Verständnis hagelt es nur noch Ermahnungen.

Ich sehe nur noch eine Möglichkeit: eine kortisonhaltige Creme, die mir der Hausarzt mit ausdrücklichem Hinweis auf ihre Unbedenklichkeit sofort verschreibt. Gott sei Dank, endlich ist Ruhe! L.s Bauch verheilt, wir atmen auf, doch nach einer Woche beginnt alles wieder von vorne.

Wir machen einen Urlaub an der Nordsee, fest entschlossen, zweimal im Jahr mit L. dorthin zu fahren, falls eine Besserung eintreten sollte. Die ersten Tage verlaufen sehr harmonisch, das Wetter ist herrlich, und L. kratzt nicht. Doch nach einem Regentag kratzt sie sich den ganzen Bauch blutig. Der kleinste Spritzer Salzwasser führt zu einem herzzerreißenden Geheule, es ist furchtbar. Nach diesem Aufenthalt bilde ich mir ein, sie würde auf Eier allergisch reagieren. Also essen wir alles nur noch ohne Ei, und unsere Familien und Freunde nehmen große Rücksicht darauf. Unter dieser Diät stabilisiert sich L.s Zustand, aber jeder Diätfehler führt wieder zu starkem Juckreiz.

Mittlerweile sind anderthalb Jahre vergangen, und unser großer Sohn geht vormittags in den Kindergarten. L. hat etwas mehr

Ruhe, was ihr sehr guttut. Wir haben uns mit der Diät und einem steten Auf und Ab abgefunden. Bis mich meine Nachbarin und Freundin R. anspricht, ob ich nicht Lust hätte, einen Kursus im Handauflegen zu machen. Für L. "Mein Gott", denke ich, "ob das was hilft?" Ich bin sehr gespannt und nehme begierig an einem Samstag die Erfahrungen von Anne Höfler auf. Ich bin sehr von Anne, von dem, was sie sagt und wie sie versucht, uns den tieferen Sinn des Handauflegens näherzubringen, beeindruckt.

Von nun an lege ich jeden Abend bei L. die Hand auf. Und da merke ich, dass wir uns irgendwie näherkommen, als ob mir jetzt erst richtig klar würde, dass meine Tochter überhaupt da ist. Es ist kaum zu glauben, aber allmählich verspüren wir beide ein neues, inniges Gefühl der Verbundenheit. Nach drei Monaten merken wir, dass das Ekzem stabil verschwunden ist. L. ist wieder in die Normalität zurückgekehrt, die dennoch ganz anders ist als zuvor. Wir lassen die Diät schrittweise weg und erleiden keinen Rückfall.

Wieder sind anderthalb Jahre vergangen, L. ist immer noch so gut wie beschwerdefrei. Nur manchmal, wenn ich starkem Stress ausgesetzt bin, kommt es vor, dass sie sich ein bisschen kratzt, doch mit dem Ende der Stress-Situation kommt immer das Ende des Juckreizes. Wir sind wieder eine ganz normale Familie, doch um viele Erfahrungen reicher.

Übrigens lege ich L. noch oft die Hand auf, besonders in Krisensituationen, was sie immer noch sehr genießt.

Mein Weg zur geistigen Heilung.

Ich bin 30 Jahre alt, habe einen Sohn von dreieinviertel Jahren und eine Tochter von 20 Monaten. Mein Mann ist 34 Jahre alt. Ich bin seit der Geburt meines Sohnes Hausfrau, mein Mann ist Mechaniker.

Als unser Sohn zwei Monate alt war, sagte der Kinderarzt zu mir, dass er im Gesicht ein Ekzem habe. Ich stillte ihn zu dieser Zeit noch voll. Ich bekam verschiedene Salben zum Auftragen. Erst belastete mich das gar nicht so arg, aber als das Ekzem immer schlimmer wurde und sich immer weiter über den ganzen Körper ausbreitete, bekam ich es langsam mit der Angst zu tun. Vor allem half auch keine Salbe mehr. Der letzte Weg laut Kinderarzt war nur noch Kortison. Da dachten wir, das kann so nicht weitergehen, das kann es doch nicht sein. Unser Sohn schlief nachts sehr unruhig, und das belastete auch mich mit der Zeit. Ich hörte mich um, was ich machen könnte, damit seine Haut wieder besser würde.

Mein erster Weg ging zu einer homöopathischen Ärztin. Sie sagte uns, dass es eindeutig Neurodermitis sei. Nun wurde das Baby wenigstens mit einer milderen Medizin behandelt. Dann stellte ich die Ernährung um. Aber das änderte auch nicht viel. Es wurde etwas leichter, aber die gerötete, juckende Haut blieb. Als auch diese Behandlung nicht so erfolgreich war, dachte ich immer wieder, es müsste doch etwas geben, wodurch die Krankheit geheilt werden kann. Ich war sehr bestrebt, mehr über die Krankheit "Neurodermitis" zu erfahren, aber je mehr ich darüber las, desto mehr Angst bekam ich, wie es wohl weitergehen würde. Als mein Mann und ich schon ziemlich verzweifelt waren, traf ich eine Bekannte, mit der ich über meinen Sohn redete. Sie erzählte mir dann vom Handauflegen und vom geistigen Heilen. Zuerst wollte ich nicht recht daran glauben. Wie sollte es helfen, wenn man nur die Hände auf den Körper legt und dazu ein bestimmtes Gebet spricht? Aber in der Not probiert man alles aus. Ich machte es so, wie sie es mir sagte. Ich legte meinem Sohn ein paar Mal in der Woche die Hände auf. Mit der Zeit wurde er zusehends ruhiger. Nun wollte ich unbedingt mehr darüber wissen und erfahren. Ich war nicht mehr bestrebt, Bücher über Neurodermitis zu lesen, sondern wollte ganz schnell mehr über geistige Heilung lernen.

Dann kam ich an die Adresse von Anne Höfler. Ich besuchte bei ihr einen Grundkurs über geistige Heilung. Es kam auch ein monatliches Treffen mit Anne zustande, bei dem die Teilnehmer sich gegenseitig die Hände auflegen konnten und Selbstheilung und Fernheilung praktizierten. Ich bin mittlerweile von der geistigen Heilung so überzeugt, dass sie ein ganz wichtiger Teil meines Lebens geworden ist.

Ich legte regelmäßig zwei- bis viermal in der Woche bei meinem Sohn die Hände auf, bis er eindreiviertel Jahre alt war. Es war so schön und erleichternd für uns, wie sich sein Zustand besserte bzw. seine Krankheit geheilt wurde. Er ist jetzt dreieinviertel Jahre alt und hat nie mehr Hautprobleme gehabt. Er kann auch seitdem wieder essen, was er will. Wie schwer ist es auch für ein Kind in diesem Alter, wenn es überhaupt nichts Süßes essen und trinken darf!

Ich habe die geistige Heilung so in mein Inneres aufgenommen, dass ich sie mir nie mehr wegdenken könnte. Ohne sie würde mir etwas fehlen. Das Wundervolle an dieser Heilungsart ist, dass keine Medikamente verwendet werden. Man kann sie immer und überall ohne Aufwand anwenden, da die Hände und die innere Einstellung dazu immer da sind. Ich beschäftige mich derzeit auch noch mit Bachblüten und Fußreflexzonenmassage. Das lässt sich mit der geistigen Heilung ganz toll kombinieren. Ich beglückwünsche jeden, der den Weg zur geistigen Heilung findet.

Ich besuchte bei Anne einen "Kurs im Handauflegen". In diesem Kurs legten sich die Teilnehmer gegenseitig die Hand auf, und mir tat das sehr gut, egal, ob mir jemand die Hand auflegte oder ob ich dies bei jemandem tat. Am nächsten Tag begann ich gleich, bei meinem fünf Monate alten Sohn die Hand aufzulegen. Er konnte sehr schlecht einschlafen und kam in der Nacht jede zweite Stunde. Mit der Zeit, etwa nach einem Monat, wurde es besser, und er kam nur noch einmal in der Nacht. Seitdem lege ich immer wieder einmal die Hand bei ihm auf.
Bei meinem Neffen habe ich einmal eine Fernheilung gemacht. Er war total verschnupft und hatte es auf den Bronchien. In der Nacht, in der ich für ihn die Fernheilung machte, schlief er zum erstenmal seit längerem wieder durch und konnte auch besser atmen.

M. litt an Neurodermitis, seit er ein halbes Jahr alt war und ich die ersten Milchbreie zufütterte. Betroffen waren seine Hände und später auch die Kniekehlen. Durch den Verzicht auf tierisches Eiweiß konnten wir die Krankheit in Grenzen halten. Einen schweren Rückfall bekam er mit sechs Jahren, als sein zweiter Bruder geboren wurde.

Im Oktober '92 machte ich den Kurs über spirituelles Heilen, M. war sieben Jahre alt. Ich war voller Zuversicht und behandelte M. täglich. Am Abend legte ich mich zu M. ins Bett, legte ihm die Hände auf seine betroffenen Hautstellen und sprach das Gebet, das wir gelernt hatten. Außerdem rieb ich ihm täglich sein Steißbein mit Olivenöl ein. Schon nach einer Woche merkten wir eine Besserung. Für mich war das eine Bestätigung, dass die Krankheit psychisch bedingt war. Wir beobachteten die Veränderung, und auch M. war stolz, dass seine Haut fast von Tag zu Tag besser wurde. Auch bei der Ernährung wunderten wir uns – auf einmal konnte er Kuchen, Sahne, Joghurt, Schokolade, Wurst essen, ohne dass er darauf reagierte. Er konnte sogar seine Thermo-Handschuhe anziehen (früher konnte er nur Baumwollsachen tragen), ohne dass seine Haut darauf reagierte. Nach acht Wochen des Erfolgs kam aber in der Adventszeit wieder ein Rückfall. Die Kinder zankten sich viel, und ich drohte, sie würden nichts zu Weihnachten bekommen. Irgendwie machte sich der Stress auch hier bemerkbar.

Im Januar wurde es dann wieder besser, aber immer wieder kam es für kurze Zeit zu einem Rückfall. An Ostern bekam M. im Hallenbad einen Pilz, da erblühte der Ausschlag von neuem. Nach Einnahme von Antibiotika wurde dann alles wieder gut. An Pfingsten fuhren wir zwei Wochen nach Italien ans Meer. M. konnte sogar im Salzwasser schwimmen und alles essen. Ein dreiviertel Jahr nach dem Kurs konnten wir sagen: M. hat seine Krankheit überwunden. Wir merken aber, wenn er Probleme in der Schule hat, kratzt er sich ein wenig in den Kniekehlen. Auch heute noch lege ich ihm zwischendurch die Hände auf und lese dabei eine Gutenachtgeschichte. Ich merke, es tut ihm gut.

Eine wunderbare Heilung (oder: inzwischen wundere ich mich nicht mehr).

V. wurde am 16.6.1992 geboren. Er war bereits bei seiner Geburt ein kerniges Baby, gesund, brav und zufrieden. Alles war eigentlich wünschenswert verlaufen (einmal abgesehen davon, dass er nicht "geplant" war). Er wurde auch im Alter von fünf Monaten noch voll gestillt, als ich eines Tages an einer Augenbraue eine trockene Stelle entdecke, die sich rasch vergrößerte. Sie sah aus wie Milchschorf, nur an einer ungewöhnlichen Stelle. Mein damaliger Hausarzt verschrieb V. eine kortisonhaltige Salbe, und nach einigen Tagen war alles vorbei.

Bald danach erschienen an den Oberschenkeln (im Windelbereich) rötliche trockene Stellen, die mit der Salbe jedoch schnell verschwanden. In der weiteren Zeit schlief V. sehr unruhig ein und begann nachts aufzuwachen, er schrie ohne ersichtlichen Grund laut auf, wälzte sich herum, schlief wenig. Erst einige Wochen später zeigte sich ein Ausschlag. Er begann am Hals und am Genick mit trockener, roter, schuppiger Haut und starkem Juckreiz. Das Ekzem breitete sich von Tag zu Tag mehr aus – über den ganzen Rücken, wo eine Zeitlang keine weiße Stelle mehr zu sehen war, über den Bauch, die Armbeugen, den Windelbereich, leicht in den Kniekehlen und einige Tage später im Gesicht (es war rotgefleckt und geschwollen). Der Arzt stellte fest: Neurodermitis.

Ich hatte immer große Angst vor dieser chronischen Krankheit, da ich sie bei meiner Nachbarstochter, einem Mädchen von vier Jahren, miterlebt habe. Natürlich dachte ich: "Das darf nicht sein. Es muss doch ein Mittel dagegen geben." Ich war mir sicher, nicht die Kraft aufbringen zu können, ein Leben lang dieses Ekzem zu akzeptieren.

Im Alter von sieben Monaten kratzte sich V. so lange, bis er überall blutete. Der Hausarzt war mit seinem Latein bald am Ende. Kortison hieß sein einziges Mittel. Das wollten wir aber nicht in Anspruch nehmen, da ich vor den Nebenwirkungen zu viel Angst hatte. Wir wechselten zu einem homöopathisch behandelnden Arzt. Seine Medikamente sagten uns zwar zu, bewirkten aber bei V. nichts.

Unsere Kräfte waren ziemlich erschöpft, und ich war immer noch auf der Suche nach einem "Heilmittel", ich war mir sicher, dass es irgendwo eine Möglichkeit gab. Ich musste sie nur finden. Ich begann, Bücher über Neurodermitis zu lesen, und bemerkte schnell, dass deren Lösungen für mich nicht lebbar waren. Ein einziges Buch sagte mir zu. Es war das Buch eines Arztes (Dr. Bruker), der das Ekzem mit einer Vollwerternährung ohne tierisches Eiweiß heilt. Da ich diese Ernährungsform für erstrebenswert halte, stellten wir den Speiseplan für V. und uns um. Das Ekzem wurde nicht mehr schlimmer, aber auch nicht wesentlich besser. Die Nächte blieben qualvoll für Eltern und Kind, und die Tage waren dementsprechend. V. war nicht mehr in der Lage, sich länger als einige Minuten selbst zu beschäftigen. Er war quengelig, übermüdet, gereizt, und es juckte ihn fast überall.

Eine Bekannte aus der Nachbarschaft hatte mir schon länger von einer Frau erzählt, die zeigte, wie man durch "Handauflegen" Neurodermitis behandeln konnte. Nachdem keiner der vorangegangenen Versuche Erfolg gezeigt hatte, machte ich bei Anne Höfler einen Termin aus. Ich hatte äußerst gemischte Gefühle, als ich sie das erste Mal aufsuchte. Worauf ließ ich mich ein? Ich wusste überhaupt nichts über das "Handauflegen". Doch dann war ich angenehm überrascht von der zierlichen, ruhigen und ausgeglichenen Frau, die nicht viel fragte und nicht viel sagte. Ich fühlte mich sehr wohl und war mir seltsamerweise sicher: Diese Frau kann uns helfen. Sie zeigte mir, wie ich bei V. die Hand auflegen konnte.

V. bekam nochmals einen kleinen Schub, und dann wendete sich das Blatt. Er wurde ruhiger, konnte wieder eine Weile alleine spielen und sich konzentrieren. Allmählich verschwanden die roten, trockenen Stellen in umgekehrter Reihenfolge, wie sie gekommen waren. Die Schübe wurden schwächer. Wir wussten, es war nur noch eine Frage der Zeit. Natürlich war jeder Schub von neuem deprimierend, denn es war ein Schritt zurück, bevor es wieder vorwärtsging. Jetzt, im nachhinein, weiß ich, dass es gut so war, denn ich hatte dadurch auch Gelegenheit, viel zu lernen.

Zwischen den einzelnen Terminen bei Anne Höfler legte ich V. meist einmal täglich die Hand auf, so wie sie es in ihrem Heft beschrieben hat. Anfangs dachte ich bei mir: "Die Anne kann das, da bin ich mir sicher, doch woher soll ich das können?" Ich tat es dennoch, denn sie hatte es mir empfohlen, und ich wollte alles geben, was ich konnte. Mit der Zeit spürte ich in meinen

Händen immer mehr. Sie wurden warm und prickelten. Ich bemerkte, wie V. ruhiger wurde. Nach ungefähr sechs Monaten, in denen mich Anne begleitete, war V. einigermaßen symptomfrei. Als sie dann sagte, dass wir nun nicht mehr kommen müssten, war ich ein bisschen traurig, denn ich hatte mich immer darauf gefreut. Inzwischen ist V. anderthalb Jahre alt und kann wieder alles essen. Er ist ein fröhliches, sonniges, aufgewecktes und sehr lebhaftes Kind, und wir haben viel Spaß miteinander. Gelegentlich juckt es ihn noch leicht in den Armbeugen und am Hals, doch ich denke, dass sich auch dieser Rest noch verlieren wird.

Abschließend möchte ich noch sagen, dass diese Krankheit durch ihren Verlauf unser ganzes Familienleben stark verändert hat. Ich glaube, wir mussten erst ganz ins Tal hinabsteigen, um den Gipfel bezwingen und genießen zu können. Wir sehen das Leben heute von einer ganz anderen Seite. Das Handauflegen "brauchen" wir bei jeder Kleinigkeit, zum Beispiel bei Stürzen, unruhigem Schlaf, Kopfschmerzen, Rückenschmerzen, Zahnen ... es ist und bleibt ein Teil unseres (vor allem meines) Lebens.

Ich kam vor ungefähr drei Jahren durch Neugier zum Handauflegen. Als man bei mir zum erstenmal die Hand auflegte, hatte ich ein unbeschreiblich schönes, beeindruckendes Erlebnis. Ich hatte bis dahin das Gefühl, als ginge es mir sehr gut und ich hätte keine Probleme. Doch nach dem ersten Handauflegen heulte ich aus ganzem Herzen, eine halbe Stunde lang. Ich konnte danach nicht sagen, warum, ich wusste nur, dass es mir sehr gut ging, und ich hatte das Gefühl, dass hier eine große göttliche

Kraft vorhanden war. In den darauffolgenden Jahren wuchs diese Kraft in mir immer mehr, und ich hatte innerhalb der Familie unbeschreiblich schöne Erlebnisse. Bei meinen beiden Kindern (4 Jahre und 18 Monate) lege ich regelmäßig die Hand auf, meist wenn sie schlafen. Unser 18 Monate altes Mädchen hatte vor kurzem sehr hohes Fieber (abends 41,5 °C). Als ich zum Arzt ging und er sie untersuchte, stellte er fest, dass sie eine eitrige Mittelohrentzündung hatte, die in diesem Stadium normalerweise nur mit Antibiotika zu behandeln war. Ich sprach mit unserem Kinderarzt über das Handauflegen, und er zeigte eine gewisse Reserviertheit. Ich fragte ihn, ob ich es die nächste Nacht noch ohne Medikamente probieren könnte. Er sagte, es sei meine Entscheidung (er gab mir zur Sicherheit Antibiotika mit) und ich solle am nächsten Morgen noch einmal zur Kontrolle kommen. In dieser Nacht legte ich stündlich bei meiner Tochter die Hand auf. So konnte ich sie auch wegen des hohen Fiebers (Verdacht auf Fieberkrampf) sehr gut beobachten. Ich merkte selbst, dass es aufwärts ging. Am nächsten Morgen war sie fast fieberfrei, und unser Arzt bestätigte, dass ihre Ohren frei und wieder gut waren.

Ein paar Wochen später musste ich mit unserem vierjährigen Sohn ebenfalls wegen sehr hohen Fiebers (41,9 °C) zum Arzt. Er stellte eine starke Angina und vereiterte Mandeln fest. Wir besprachen, dass wir noch einmal eine Nacht warten würden. Nach meinem Handauflegen kamen wir am nächsten Morgen wieder zum Arzt, und er bestätigte, dass wieder alles gut war. Nach diesen zwei Erlebnissen hat unser Arzt ein offenes Ohr für das Handauflegen, was mich sehr beruhigt. Seit kurzem kommt auch unser Sohn von selbst zu mir: "Mama, tu bitte Handauflegen, es ist sehr schön." Solche Erlebnisse sind sehr beeindruckend. Man hat vor den Krankheiten, die auf einen zukommen, keine Angst mehr, da man ja weiß, es gibt eine wunderbare göttliche Kraft, die einem sehr gut hilft.

Unsere kleine Tochter litt ab dem zehnten Lebensmonat an Neurodermitis. Zuerst bekam sie in den Kniekehlen die typischen roten Bläschen, und mit circa 15 Monaten war der ganze Körper befallen. Durch strenge tiereiweißfreie Diät und eine homöopathische Behandlung bekamen wir die Allergie "in den Griff".

Nach einem Jahr kamen erneut Schübe, doch trotz Diät und Homöopathie trat keine Besserung, sondern eher eine Verschlimmerung ihres Hautbildes ein. Daraufhin besuchte ich den Kurs für Handauflegen bei Anne Höfler.

Nach der dritten Anwendung dieser Technik schlief V., ohne sich blutig zu kratzen. Ihr Allgemeinbefinden wurde mit der Zeit spürbar besser. Sie wurde etwas ruhiger. Der ganze Rücken schälte sich, und unter der gewohnten Lederhaut erschien nach fünf Wochen eine wunderbare, weiche Babyhaut.

Bis heute hat sich dieses Hautbild nicht verändert, solange ich die Technik des Handauflegens anwende. V. kann wieder alles essen, von Eis bis hin zu Gummibärchen. Sie verträgt wieder alle Lebensmittel ohne Einschränkung und hat sich zu einem ausgelassenen und ausgeglichenen Mädchen entwickelt.

Als I. ein Jahr alt wurde, hatte er ein Jahr voll mit Erkältungen, sonstigen Infektionen und unregelmäßigem schlechten Schlaf hinter sich. Alle "medizinischen" Möglichkeiten waren erschöpft

– und ich war es leid, von einem Arzt zum anderen zu laufen. Außerdem war ich am Ende mit meiner Nervenkraft durch die ständige Sorge und die nächtlichen Schlafunterbrechungen. Ich wollte mich aber nicht damit abfinden, dass I. eben ein "anfälliges" Kind war.

Als es dann nachts ganz extrem wurde – er wachte jede halbe Stunde auf, schrie und jagte wie von der Tarantel gestochen aus dem Bett –, begegneten wir Anne. Es war eine spontan schöne Begegnung, und wir waren gespannt auf das, was auf uns zukommen würde.

Auf dem Heimweg vom ersten Treffen schrie I. im Auto anderthalb Stunden lang. Es herrschte Hochspannung, die mich an die Nacht seiner Geburt erinnerte – auch ich hatte damals stundenlang verzweifelt geschrien. Er drückte in diesen anderthalb Stunden alle Spannung in unserer Familie aus, die uns schon seit einem Jahr vertraut war. Von nun an legte ich jeden Abend, wenn ich I. ins Bett gebracht hatte, die Hände bei ihm auf und sang dazu ein Gebet, das mir im Laufe der Zeit eine schöne Begleitung wurde. Ich spürte, wie ich von Tag zu Tag ruhiger wurde, und ich spürte auch das Defizit an eigener Spiritualität in den letzten Jahren – meine Hetze durch das Leben, meine eigene Unruhe.

Die nächtlichen Unterbrechungen waren zwar immer noch da, aber ich konnte zum erstenmal anders mit ihnen umgehen. Ich lernte, die Umstände ein wenig zu akzeptieren – und siehe da, I. schlief besser, ruhiger und länger. Sein nächtlicher chronischer Husten wurde besser, und ich nahm mir jeden Abend eine viertel Stunde Zeit, egal, ob ich in Eile war oder nicht.

Nach einigen Wochen schlief I. durch. Es war die Erlösung

schlechthin für uns alle. Seine Anfälligkeit für Infektionen nahm ab, und am allerschönsten war, dass I. Freude am Leben fand. Er veränderte sich sehr. Das sonst eher kritische, mürrische Kind entschloss sich, zu lachen, auf Entdeckungsreise zu gehen, Kraft zu haben und sich einfach zu freuen.

Es gehört auch jetzt noch zum Abschluss jeden Abends, ihm die Zeit zu geben, die voller Ruhe und Konzentration ist. Es ist zu einem Bestandteil unseres Familienlebens geworden, die Hände bei den Kindern aufzulegen, wenn sie in Not sind. Unseren älteren Sohn "behandelte" ich nach einer Operation, um ihm die Angst und die Schmerzen erträglicher zu machen. Er singt mit mir und fühlt sich gut aufgehoben. Er spürt meine Ruhe und wird selber ruhig.

Mir ist manches klargeworden, was ich vorher verdrängt habe, weil ich nicht damit umgehen konnte. Wenn ich jetzt zurückblicke, weiß ich, dass es meine Unruhe war, die I. nachts aus dem Bett trieb, meine Anspannung, die ihn so schreien ließ, dass meine Forderung an ihn, ein anderes - nämlich ein gesundes, vitales Kind zu sein -, es war, die ihn krank machte.

Mein Anspruch ist nicht, dass er die nächsten Jahre fit und zufrieden sein muss. Ich denke, es wird immer wieder Rückschläge geben, aber ich weiß jetzt, dass es anders sein kann, und das macht mich ruhig. Es freut mich auch, dass der Vater von I. Zutrauen fassen konnte und seine anfängliche Skepsis völlig verschwunden ist. Dass auch für ihn nun die Möglichkeit besteht, Dinge auf eine andere Art und Weise anzugehen, seinen logischen Verstand beiseite zu lassen und Vertrauen zu haben in Dinge, die nicht unbedingt mit dem Verstand zu erfassen sind.

Wie es weitergeht, werden wir sehen – ich bin zuversichtlich (was normalerweise nicht meine Art ist). Danke!! G.

Ich bin 33 Jahre alt und Kinderpflegerin im Gemeindekindergarten, mein Mann ist 38 Jahre alt und Lastwagenfahrer. Unsere kleine Tochter J. ist 5 Jahre alt. Sie wurde am 10.4.1988 geboren, und schon im Krankenhaus zeigte sich bei ihr im Nacken ein pfenniggroßes Ekzem. Da ich einige Jahre mit Ekzemkindern in einem Kinderkurheim gearbeitet hatte, erschrak ich sehr darüber. Aber vorerst gab es keinen Grund zur Besorgnis. Acht Monate konnte ich J. stillen, dann musste ich leider wegen einer Blutvergiftung aufhören.

Als unsere J. zehn Monate alt war, bestätigte sich unser Verdacht. Auf den Augenlidern und an allen Körperfalten zeigten sich Ekzeme. Ich ging mit ihr zum Hautarzt. Er beruhigte mich und sagte mir nichts von einer Neurodermitis.

Nun begann die große Tortur mit Salben und Bädern und vielerlei anderen Mitteln! Nach einem Jahr hatten sich die Anzeichen stark verschlimmert. Wir suchten nun einen zweiten Hautarzt auf. Er sagte uns, dass J. an Neurodermitis litt. Sofort wurde Kortison eingesetzt, mit entsetzlichen Folgen. Nach drei Tagen Kortison waren die Ekzeme abgeheilt, danach kamen sie jedoch doppelt so stark wieder zum Ausbruch! Auf die Ernährung sollten wir auch achten, aber genaue Erläuterungen wurden uns nicht gegeben. Wir standen vor großen Rätseln und probierten alles nur Erdenkliche aus. Aber nichts hatte Erfolg, und wir wurden immer mutloser.Durch Zufall hörten wir von einem Arzt, der durch einen Bluttest feststellte, worauf J. allergisch reagierte. Einen Tag vor ihrem vierten Geburtstag erfuhren wir das Ergebnis der Untersuchung. Es bestand eine Allergie auf alle Produkte, die Milch- und Hühnereiweiß enthielten. Der Arzt verordnete wiederum Medikamente zur unterstützenden Therapie. Der ganzen Schulmedizin leid, suchten wir drei Monate später einen Arzt für Naturheilverfahren auf. Wir gingen wieder beladen mit Medikamenten, wenn auch mit homöopathischen Mitteln, nach Hause. Unsere kleine J. ist vom Charakter her ein ganz ruhiges und zufriedenes Kind, doch durch die ganzen Prozeduren – vom Eincremen bis zum Einnehmen all der Mittel – mochte sie sich selbst nicht mehr. Sie lehnte jede Creme ab, nahm keine Tropfen mehr und reagierte sehr aufsässig. Die ganze Familie fand nachts keinen Schlaf! J. schlief abends eine Stunde, die restliche Nacht verbrachte sie mit Weinen und Kratzen. Der ganze Körper war übersät mit dem Ekzem und auch blutig gekratzt. Wir waren alle am Ende unserer Kräfte und fanden keinen Ausweg.

Zu diesem Zeitpunkt lernte ich über meine Nachbarin Anne Höfler kennen. Meine Nachbarin vereinbarte einen Termin mit Anne und stellte uns ihr vor. In meiner ganzen Verzweiflung stand ich Anne sehr reserviert gegenüber. Anne machte keine großen Versprechungen, und was ganz wichtig war, sie verordnete J. keine Medizin. Anfangs besuchten wir Anne einmal pro Woche, und J. freute sich riesig auf sie.

Wir setzten nach eigenem Ermessen alle Medikamente ab und mussten auch feststellen, dass dies sehr wichtig für J. war. Unsere J. wurde wieder ruhig, sie hörte auf zu kratzen, und die größte Überraschung war (wir konnten es zuerst gar nicht begreifen): Beim abendlichen Handauflegen schlief sie ein. Sie schlief nun wieder die ganze Nacht, und auch wir fanden den ersehnten Schlaf. Wir atmeten alle auf.

Anne besuchen wir in immer größeren Abständen. J. darf schon wieder viele Nahrungsmittel genießen, die früher eine große Gefahr für sie darstellten. Durch Anne haben wir wieder gelernt, was es heißt, ein glückliches und fast gesundes Kind zu haben und sich am Leben zu freuen. Wir werden weiter an uns arbeiten.

Nachwort

Nachdem Sie drei Monate die Hand aufgelegt haben, hat sich in hrem Bewußtsein gewiss verankert, dass Ihnen diese Methode nun immer zur Verfügung stehen wird. Vielleicht hat auch Ihr Partner sie mittlerweile übernommen, so dass Sie sich gegenseitig die Hand auflegen können. Oder die Kinder tun dies untereinander. Vielleicht entdecken Sie, dass dadurch Veränderungen in der Familie stattfinden. Möglicherweise stellen Sie fest, dass die spirituelle Dimension, die nun ins Familienleben eingebunden ist, Veränderungen unter den Familienmitgliedern bewirkt. Für manche Menschen ist das Handauflegen nur ein Ausdruck von dem, was sie schon lange wissen und praktizieren, für andere ist es ein Eingangstor zu bisher unbekannten Ebenen. Was mich betrifft, so kann ich sagen, dass es mein Leben völlig verändert hat. Ich habe mich – wie viele andere – berufen gefühlt, über das Persönliche hinaus zu wirken und mich für andere Menschen als Kanal der Heilkraft zur Verfügung zu stellen. Da dies in meiner Heimat England problemlos möglich ist, möchte ich dieses Buch mit einem Hinweis auf den dortigen Stellenwert des geistigen Heilens schließen, in der Hoffnung, dass in Zukunft auch in Deutschland HeilerInnen und MedizinerInnen nebeneinander arbeiten und voneinander lernen können.

Die positive Wirkung der geistigen Heilung wird in England nicht in Frage gestellt. Sie wurde in jahrelangen Untersuchungen eindeutig belegt. Seit etwa 40 Jahren arbeiten HeilerInnen in nunmehr 1500 Krankenhäusern mit den MedizinerInnen zusammen, und immer mehr Ärzte stellen HeilerInnen in ihren Praxen ein. In England gibt es die National Federation of Spiritual Healers (Nationale Vereinigung spiritueller Heiler). Der Verband hat strenge Richtlinien für die Mitgliedschaft aufgestellt, damit Hilfesuchende "eine Garantie hinsichtlich Integrität, Aufrichtigkeit und Fähigkeit" seiner Mitglieder, wie sie in seinen Statuten festgeschrieben sind, haben. Neue Mitglieder werden erst aufgenommen, nachdem sie zwei bis drei Jahre bei einem anerkannten Heiler oder einer Heilerin gelernt, Kurse besucht und Erfahrungen gesammelt haben. Um den Aufnahmeantrag stellen zu können, brauchen sie die Referenz zweier anerkannter Mitglieder sowie vier schriftliche Bestätigungen von Menschen, die durch sie im vergangenen Jahr Heilung erfuhren. Diese Menschen werden dann vom Verband angeschrieben und müssen berichten, wie die Heilung erfolgte und welche medizinischen Beweise vorhanden sind. Das Ganze wird von einer Kommission überprüft. Danach wird der Antragsteller auf die Ethik und die Handlungsgrundsätze des Verbandes verpflichtet. Verbandsmitglieder sind versichert und genießen den Schutz und die Vorteile eines anerkannten Berufsverbandes.

Ich denke, dass für diejenigen, die sich dazu berufen fühlen, eine solche Ausbildung sinnvoll ist. Außerdem gibt ein Verband dieser Art den oft verzweifelten hilfesuchenden Menschen die Möglichkeit, eine verlässliche Empfehlung bei der Suche nach einem Heiler oder einer Heilerin zu bekommen.

Schulmedizin, Psychologie und geistige Heilweisen ergänzen einander. Wenn der seelisch-geistige Bereich des Menschen behandlungsdürftig ist, muss auch hier die Möglichkeit bestehen, kompetente Menschen hinzuzuziehen. Ich hoffe sehr, dass auch immer mehr SchulmedizinerInnen in Deutschland diese Notwendigkeit anerkennen. Weil ich hauptsächlich mit Kindern zu tun habe, wünsche ich mir vor allem, dass in Kinderkrankenhäusern und in Kurheimen für Mütter und Kinder interessiertes Personal ausgebildet wird. Überlastete Kinderärzte wären sicher froh, wenn es jemanden für die Kinder gäbe, der regelmäßig mit ihnen auf einer Ebene arbeitet, wo grundsätzliche Dinge in Ordnung gebracht werden können. Ich wünsche mir, dass in den Krankenhäusern Deutschlands, so wie in vielen englischen Krankenhäusern, Räume eingerichtet werden, wo Patienten neben den üblichen Behandlungsmöglichkeiten des Krankenhauses die Dienste einer Heilerin oder eines Heilers in Anspruch nehmen bzw. in Ruhe mit einem Seelsorger sprechen können. Der seelisch-geistige Aspekt kann bei der Behandlung von kranken Menschen nicht außer acht gelassen werden. Ich möchte alle, die sich angesprochen fühlen, ermutigen, Raum dafür zu schaffen, sei es in der eigenen Familie oder in öffentlichen Einrichtungen. Auf allen Ebenen brauchen wir die göttliche Kraft, die die individuellen Fähigkeiten des Menschen – ob "Schulmediziner", "Psychologe" oder "spiritueller Heiler" – durchdringt und das wirkliche Heilwerden ermöglicht.

Weiterführende Informationen

Ein Jahresprogramm und Informationen zu den Seminaren
können Sie gegen Beilage eines frankierten Rückumschlags
anfordern bei:

Angelika Feilhauer
Malerstraße 28
88250 Weingarten

Tel.: 0751/32448
E-Mail: AFeilhauer@t-online.de

Die Autorin

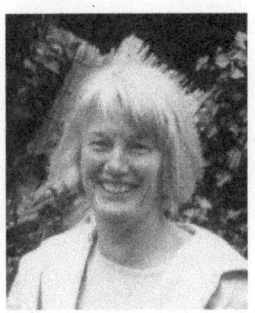

Anne Ramsden-Höfler wurde 1944 in England geboren. Nach einer Ausbildung als Sekretärin und Übersetzerin ging sie nach Deutschland, wo sie 1963 heiratete.

Eine tiefgreifende Veränderung erfuhr ihr Leben, als 1981 ihr drittes Kind schwer an Neurodermitis erkrankte. Sie wandte sich der spirituellen Heilung zu und studierte mehrere Jahre bei HeilerInnen aus aller Welt. In England arbeitete sie selbst als Heilerin und ist dort seit 1990 Mitglied der Nationalen Vereinigung spiritueller Heiler.

Seit 1989 gibt Anne Höfler, in verschiedenen Ländern und ganz Deutschland, Seminare und leitet Selbsthilfegruppen an. Sie wird auch von den Bildungswerken der katholischen und evangelischen Kirchen seit vielen Jahren immer wieder zu Vorträgen und Wochenend-Seminaren eingeladen.

1999 begann Anne Höfler bei Pater Willigis Jäger eine Ausbildung in der Würzburger Schule der Kontemplation, die sie inzwischen erfolgreich abgeschlossen hat.

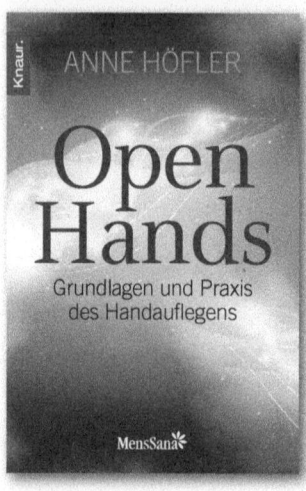

Anne Höfler

Open Hands
Grundlagen und Praxis
des Handauflegens

Knaur MensSana
176 Seiten

Was passiert beim Handauflegen? Wie kann man diese Methode bei sich selbst und anderen anwenden?

Anne Höfler verfügt über eine fast dreißigjährige Erfahrung im Handauflegen. Hier in ihrem zweiten Buch erklärt sie die Grundlagen und Prinzipien spirituellen Heilens und beschreibt die verschiedenen Möglichkeiten für die praktische Anwendung.

Ein Handbuch für den geistigen Weg des Heilens mit Anleitungen für die Behandlung spezifischer gesundheitlicher Probleme und Krankheiten.

Mit einem Geleitwort von Willigis Jäger.